Klaus Oberbeil / Dr. med. Christiane Lentz

Heilen mit Obst und Gemüse

Heilkräfte nutzen – Krankheiten lindern

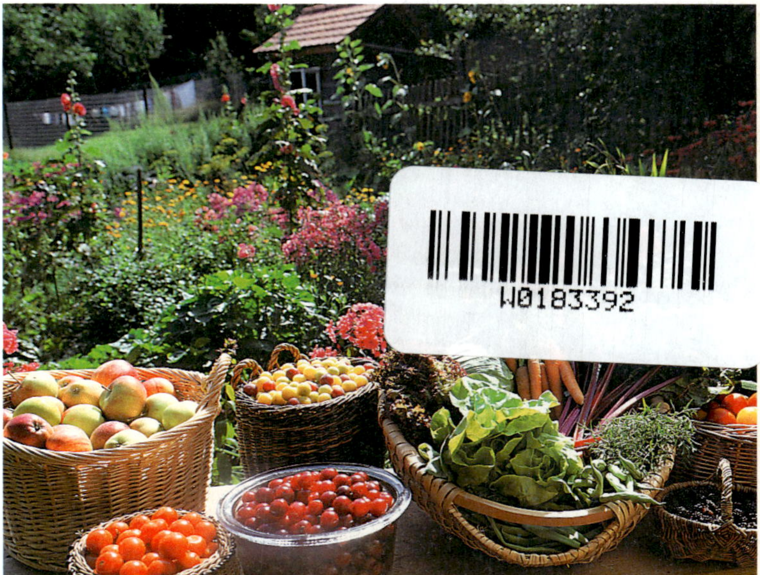

BELLAVISTA

Inhalt

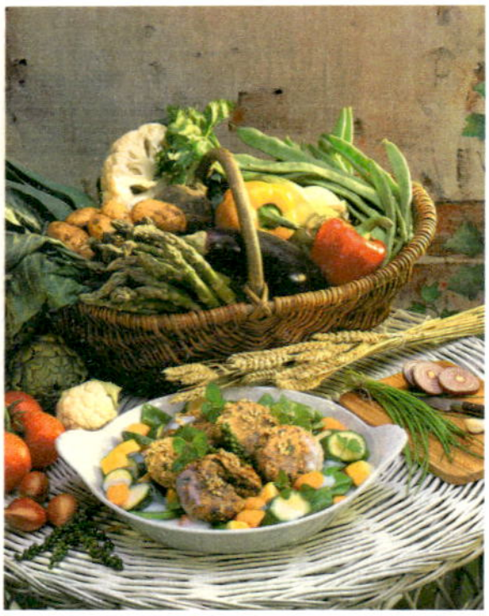

Ein üppig gefüllter Gemüsekorb: Ihre Versicherung gegen Gesundheitsschäden durch falsche Ernährung.

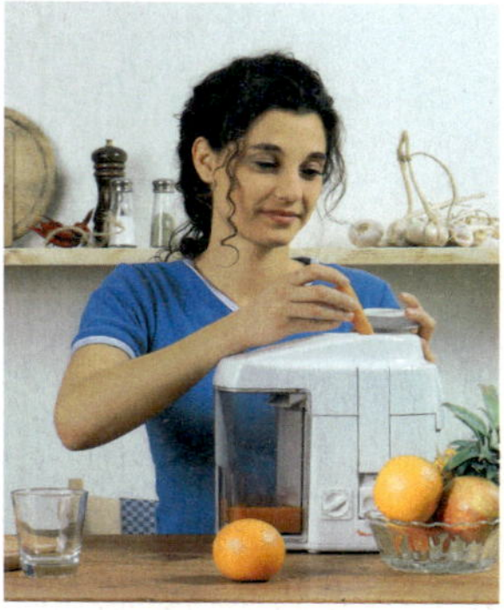

Gegen (fast) jede Krankheit ist ein Kraut gewachsen – oder Obst und Gemüse. Frisch gepresste Säfte runden den Ernährungsplan ab.

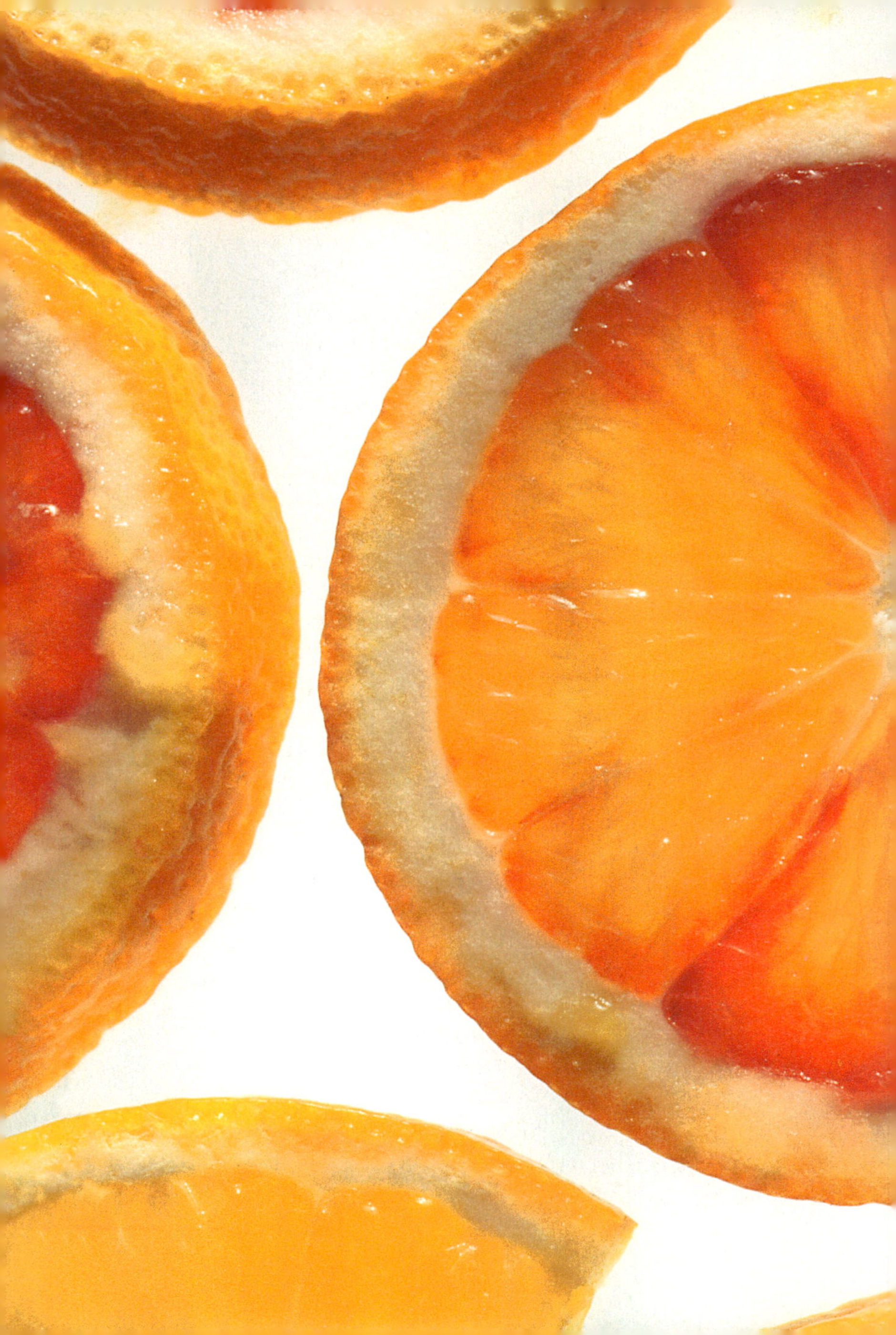

Frisches Obst – Heilmittel der Natur

Seit Jahrhunderten weiß der Mensch den besonderen Nährwert von frischem Obst zu schätzen. So bringt man auch schon kleinen Kindern bei, statt eines Hamburgers oder eines Schokoriegels lieber einen Apfel oder eine Banane gegen den kleinen Hunger zu essen.

Früchte voller Biostoffe

Früchte sind nicht nur gesünder als der Snack aus dem Schnellimbiss, sie erhöhen auch die Fitness, wirken optimal auf den Stoffwechsel und sind erstklassige Energielieferanten. Kaum ein anderes natürliches Nahrungsmittel besitzt obendrein eine derartig reichhaltige Zusammensetzung an lebenswichtigen Vitaminen. Wer regelmäßig Obst isst, weiß auch, dass er sich nach einem Stück Melone, einer Orange oder einer Scheibe Ananas erfrischt und unbeschwert fühlt.

Die wertvollen Biostoffe von frischen Früchten halten unser körpereigenes Immunsystem auf natürliche Weise in Form. Außerdem stecken im Obst besonders viele Ballaststoffe, die nicht nur die Funktionen von Magen und Darm, sondern auch das Körpergewicht auf sanfte Art regulieren.

Je frischer die Früchte sind und je natürlicher sie aufwachsen durften, desto besser ist auch ihre Wirkung auf den menschlichen Organismus. Deshalb empfiehlt es sich, beim Einkauf von Obst darauf zu achten, dass die Früchte keinen allzu langen Anfahrtsweg bis in unsere Läden hatten, und dass sie nicht mit Pestiziden und Insektiziden vollgepumpt worden sind.

Bevorzugen Sie beim Einkauf von frischem Obst immer Früchte der Saison. Sie gehen damit sicher, dass der Vitamingehalt optimal ist.

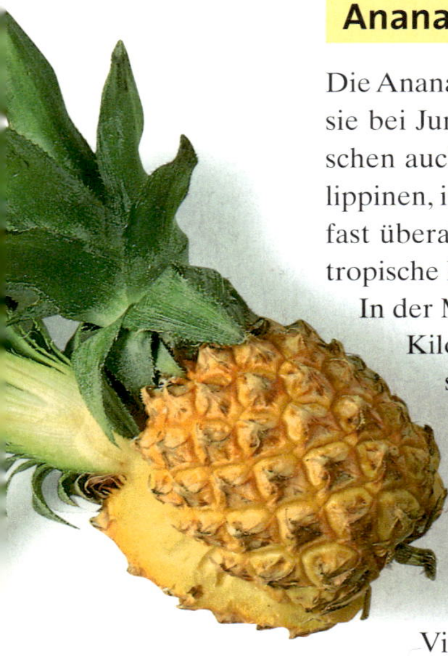

Ananas – süßsaures Enzymwunder

Die Ananas wuchs ursprünglich nur in Südamerika. Weil sie bei Jung und Alt so beliebt ist, wird Ananas inzwischen auch in Mittelamerika, auf Hawaii und den Philippinen, in Thailand, Afrika und Australien angebaut – fast überall, wo die Sonne ganzjährig scheint und subtropische Regengüsse niedergehen.

In der Mitte der kräftigen Stauden stehen bis zu drei Kilogramm schwere Früchte mit ihrer typischen schuppenartigen Schale. Das gelbe Fruchtfleisch hat einen charakteristischen aromatischen Geschmack, der Sie von Ferien in exotischen Ländern träumen lässt.

Biostoffe in der Ananas

Die Ananas enthält – abgesehen von Biotin, Vitamin B12 und Vitamin E – sämtliche Vitamine sowie 16 verschiedene Mineralstoffe und Spurenelemente. Was sie aber zu einem der besten natürlichen Heilmittel macht, ist ihr extrem hoher Gehalt an Bromelain.

Die Ananas ist durch ihren hohen Enzymgehalt ein perfekter Helfer im Eiweißhaushalt.

Das proteolytische (eiweißspaltende) Enzym Bromelain hilft Ihrer Gesundheit auf zweierlei Weise:

- Bromelain zerstört im Darm harte Bakterieneiweißpanzer und macht Würmern den Garaus.
- Außerdem spaltet es das Eiweiß in der Nahrung in Aminosäuren auf.

Die Aminosäuren gelangen durch die Darmwand ins Blut. Auf ihrer Reise durch das Labyrinth der menschlichen Gefäße nehmen sie noch zahlreiche Spurenelemente wie Eisen, Zink oder Kupfer mit.

Bromelain muss nicht unbedingt durch den Darm aufgenommen werden; es durchdringt auch die Haut. Altersflecken lassen sich durch das Betupfen mit Wattebäuschchen, die mit Ananassaft getränkt sind, aufhellen oder sogar ganz zum Verschwinden bringen.

Warenkunde

Zum Verzehr geeignete, reife Ananasfrüchte erkennen Sie daran, dass sich die harten, aufgewölbten Schuppen leicht abzupfen lassen. Grüne Ananas sind unreif, dunkelgelbe Früchte sind qualitativ wertvoller.

Ananasfrüchte sind empfindlich – sie dürfen nicht zu kühl aufbewahrt werden. Den Kühlschrank mögen sie überhaupt nicht. Die exotischen Früchte wollen auch nicht in Scheiben geschnitten, mit Zuckerwasser in Dosen eingesperrt und monatelang gelagert werden. Dabei verlieren sie bis zu 60 Prozent ihrer Vitamine – und auch die heilsamen Bromelainmoleküle zersetzen sich.

Warnhinweis
Unreife Ananasfrüchte sind extrem säurehaltig, so dass sie selbst Zähne schädigen können. Wer unter Magenschleimhautreizungen oder gar Magengeschwüren leidet sollte auch auf die säureärmeren reifen Früchte verzichten. Auch bei einer Schwangerschaft ist der Genuss von Ananasfrüchten und -säften nicht angezeigt.

Ananas richtig zubereiten

Die frische Ananas in fingerdicke Scheiben schneiden und anschließend schälen. Das holzige Innere können Sie übrig lassen oder bei reifen Früchten mitessen. Wer Ananas hübsch dekorieren möchte, kann die Frucht auch in Längsviertel teilen und das harte Innere herauslösen, danach das Fruchtfleisch schälen und nach Belieben zerkleinern und anrichten.

Heilen mit Ananas

- Hebt den Eiweißstatus im ganzen Körper
- Entlastet die Bauchspeicheldrüse
- Entwässert, baut Ödeme (Gewebewassersucht) ab
- Hilft bei Darmstörungen und Durchfall
- Hilft bei Sonnenstichbeschwerden
- Lässt Altersflecken schwinden

Apfel – einheimische Biobombe

Die Urheimat des Apfels liegt in Mittelasien. Von dort verbreiteten sich Baum und Früchte im Lauf vieler Jahrhunderte bis in alle Kontinente. Die Gene in den Apfelkernen, die Träger der Erbinformation, veränderten sich bei dieser Entwicklung, passten das Obst den jeweiligen klimatischen Bedingungen an. Deshalb gibt es so enorm viele Sorten von Äpfeln.

Eine der ballaststoffreichsten Früchte: der zu allen Jahreszeiten erhältliche Apfel.

Der Apfel hat zahlreiche symbolische Bedeutungen: von Evas Apfel der Versuchung im Paradies über den mittelalterlichen Reichsapfel bis zum Test für gesundes Zahnfleisch im Werbespot. Vor allem jedoch versorgt uns der Apfel mit Vitaminen und anderen Nährstoffen.

Biostoffe im Apfel

Äpfel enthalten sehr viel Wasser, kaum Eiweiß, wenig Kohlenhydrate, unbedeutende Mengen an Fettsäuren in der Schale, dafür einen wahren Schatz an Vitaminen und Spurenelementen. Während des Reifeprozesses reichern sich im Apfel hohe Konzentrationen von Vitamin C an. Bioflavonoide und andere Pflanzenschutzstoffe schützen das Vitamin vor vorzeitiger Oxidation. So wird jeder Apfel im menschlichen Darm zu einem Kombipräparat gegen allerlei Wehwehchen.

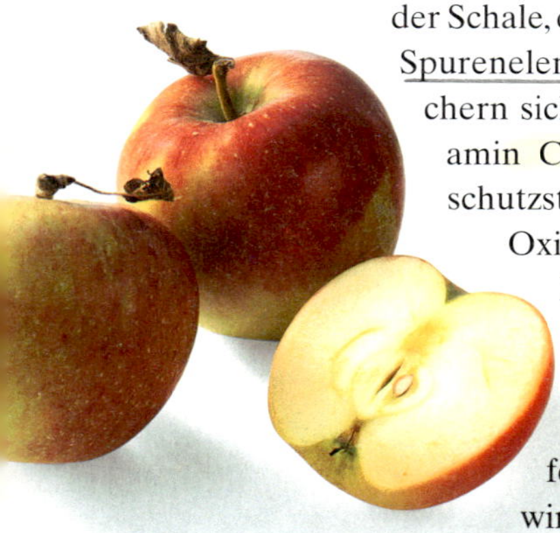

Schon unsere Ahnen kultivierten den Apfel, weil er eine wahre Pektinbombe ist. Äpfel bestehen bis zu 30 Prozent aus diesem wirksamen Ballaststoff, der den Cholesterin- bzw. Blutfettspiegel senkt und Giftstoffe wie Blei und Quecksilber bindet. Die so genannten Malic- bzw. Tartarinsäuren im Apfel bremsen schädliche Fermentbildungen und Bakterienansiedlungen im Darm.

Warenkunde

Handelsübliche Sorten wie Cox Orange, Boskop, Golden Delicious oder Granny Smith sind durchwegs empfehlenswert, leider mit einer Einschränkung: Insbesondere Kernobst aus südeuropäischen Staaten wird oft während der gesamten Wachstums- und Reifezeit mit Pflanzenschutzmitteln (Pestiziden, Insektiziden, Herbiziden), Wachstumsreglern, schädlichen Düngemitteln usw. besprüht oder anderweitig behandelt. Vor und nach dem Transport werden Äpfel mit raffinierten Kosmetikmitteln wie Schellack, Wachs, Benzoe- und anderen Harzen verschönt. Die Früchte saugen diese Lebensmittelgifte in Schale und Fruchtfleisch auf.
Deshalb sollten Sie lieber auf Importware verzichten und auf die inländischen Äpfel aus biologischem bzw. integriertem Anbau zurückgreifen. Sie können sie getrost mitsamt der an Nährstoffen reichen Schale essen.

Warnhinweis
Importierte Äpfel aus Supermarktregalen können wegen darin enthaltener Gift- und Schadstoffe Allergien, Mundbläschen, Hauterscheinungen und Verdauungsstörungen hervorrufen. Diese Gifte werden übrigens vom Körper gespeichert. Spritzbehandelte Äpfel müssen mit heißem und kaltem Wasser gründlich gewaschen werden.

Äpfel richtig zubereiten

Äpfel sollten Sie immer kühl lagern, z. B. im Keller. Auch beim Verzehr empfiehlt es sich, das Obst nicht zu erhitzen, sondern als Rohkost zuzubereiten. Beim Braten von Äpfeln beispielsweise gehen bis zu 70 Prozent ihres Gehalts an Vitamin C verloren.

Heilen mit Äpfeln

- Senken Blutdruck, Cholesterin- und Blutfettwerte
- Kräftigen Immunsystem, Herz und Kreislauf
- Stabilisieren den Blutzuckerspiegel
- Kräftigen die Gefäße, vor allem schwache Venen
- Reinigen den Darm
- Kräftigen das Zahnfleisch

Aprikose – der Jungbrunnen

Aprikosen lieben es warm. Deswegen gibt es die meisten Aprikosenbäume in Südchina, Südeuropa, Kalifornien, Nordafrika oder Australien. In Deutschland ist der Aprikosenanbau stets durch das Klima bedroht: Frühe Blüte und späte Frühjahrsfröste gefährden die ganze Ernte. Der Konsum von Aprikosen wirkt offensichtlich lebensverlängernd: Die Hunzas im gebirgigen Karakorum in Pakistan, die besonders viel dieses Obstes zu sich nehmen, werden im Durchschnitt zehn Jahre älter als Mitteleuropäer. Verantwortlich dafür ist der enorm hohe Anteil an abwehrstärkenden Karotinoiden, der Vorstufe des Vitamin A.

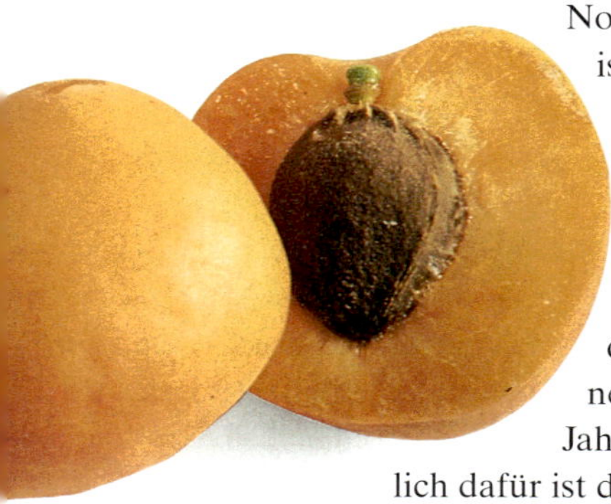

Biostoffe in der Aprikose

Altersbremse Aprikose: Das Steinobst mit der samtigen Haut gehört zur Gattung der Rosengewächse.

Karotinoide kommen in hoher Konzentration in den Pflanzenfarbstoffen vor, die sich während des Reifens in Schale und Fruchtfleisch der Aprikosen einlagern. Bereits drei Aprikosen enthalten Karotinoide in der Quantität von 2500 Internationalen Einheiten (IE) Vitamin A – der Hälfte des Tagesbedarfs. Außerdem liefern Aprikosen überdurchschnittlich viel Niazin (für Nerven und Spannkraft), Folsäure (für Blutbildung und Zellwachstum), Pantothensäure (Vitamin B5, für Vitalität und Fettabbau) und Vitamin C (für das Immunsystem). Die appetitlichen Früchte enthalten relativ wenig Wasser; den Karotinoiden bzw. Anthozyanen (Pflanzenfarbstoffen) verdanken sie ihr gelbrotes Aussehen. Aprikosen wirken schützend auf die Lungenschleimhäute von Rauchern. Karotinoide schirmen Fruchtfleisch und Schale vor schädlichen freien Radikalen ab.

Warenkunde

Frische Aprikosen sollten Sie nach Möglichkeit nur in der Saison (von Mai bis August) kaufen. Vollreife oder überreife Früchte lassen Sie besser im Regal liegen, denn sie verderben schnell; greifen Sie lieber zu etwas festeren, halb oder drei viertel reifen Aprikosen. Zu reife Aprikosen schmecken mehlig, zu früh gepflückte haben kaum Aroma.
Konservenaprikosen (Dosenware) sind arm an Vitaminen. Trockenobst (Dörraprikosen) dagegen sind der ideale Snack gegen den kleinen Hunger (ungeschwefelte Früchte im Bioladen kaufen).

Aprikosen richtig zubereiten

Aprikosen sollten Sie gründlich mit heißem und kaltem Wasser waschen, denn auch diese Früchte werden leider mit Giften bespritzt, die vorwiegend in der Schale sitzen. Man kann Aprikosen auch enthäuten: Dazu die Früchte fünf Sekunden lang in kochendes Wasser geben, kalt abschrecken und die Schale abziehen. Dabei verlieren die Früchte jedoch viel Vitamin C und Folsäure.

Heilen mit Aprikosen

- Stoppen den Alterungsprozess, wirken verjüngend
- Verbessern die Stimmungslage
- Helfen bei Müdigkeit und Konzentrationsschwäche
- Panzern Zellen gegen Immungifte und freie Radikale
- Kräftigen Schleimhäute, Haut, Haare und Nägel
- Kurbeln die Zellbildung an
- Verbessern das Blutbild
- Helfen bei Trockenheit in Hals und Rachen
- Lindern Asthmabeschwerden

Warnhinweis
Aprikosenkerne enthalten das giftige Amygdalin (Steinobstglykosid, blausäurehaltig): Keinesfalls Kinder mit Kernen spielen lassen! Schwangere Frauen sollten wegen des hohen Kupfergehalts nur selten Aprikosen essen. Außerdem kann das Obst bei entsprechender Veranlagung Durchfall verstärken.

Banane – Frucht mit Reißverschluss

Die Banane ist ein Sattmacher mit hohem Kaliumgehalt und ein köstliches Zwischengericht.

Wie so viele andere köstliche Früchte stammt auch die Banane ursprünglich aus dem Fernen Osten. Allerdings fanden unsere Vorfahren schon vor etlichen Jahren heraus, dass sich die Banane auch in Afrika, Südamerika und in jeder warmen und feuchten Region gut anbauen lässt. Also gingen Bananenstauden auf Reisen.
Bis die Bananenstaude heranwächst, dauert es ein bis eineinhalb Jahre. Dann trägt sie bis zu 200 Früchte. Geerntet werden die Bananen im unreifen Zustand, um in Kühlschiffen bei einer Temperatur von etwas über 13 °C verschifft zu werden und dabei nachzureifen.

Biostoffe der Banane

Bananen sind ideale Zwischenmahlzeiten für hungrige Kinder, Energiespender für gestresste Angestellte oder termingeplagte Manager. Die Banane ist reich an Kohlenhydraten und sättigt deshalb gut. Ihr therapeutisch nutzbarer Wirkstoff ist Kalium, im Stoffwechsel der Gegenspieler von Natrium. Während Natrium Wasser bindet und den Blutdruck erhöht, bewirkt Kalium das Gegenteil. Zusammen mit Natrium transportiert Kalium wichtige Nährstoffe in alle Körperzellen. Bei Kaliummangel bzw. Natriumüberschuss – z. B. durch zu salzreiche Kost – bricht dieser Mechanismus zusammen. Die Folgen: Nervosität, Muskelbeschwerden, Müdigkeit, Verdauungsstörungen, Herzprobleme usw. Menschen, die salzhaltig essen, sollten also für eine ausreichende Kaliumzufuhr sorgen. Bananen sind außerdem enorm reich an Vitamin A, Vitamin C und an B-Vitaminen.

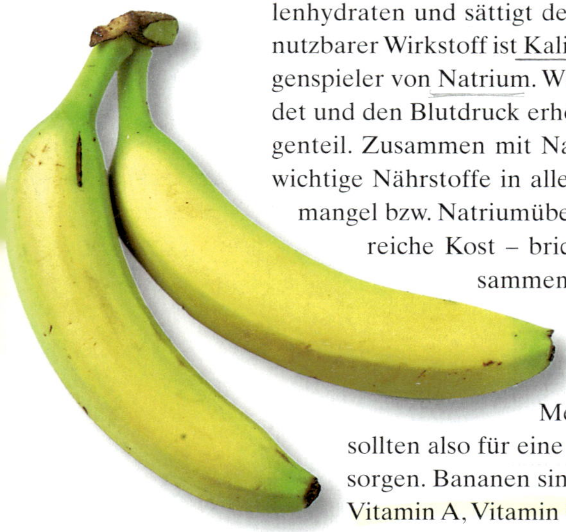

Warenkunde

Beim Kauf von Bananen ist es wichtig, einen Blick für Früchte im passenden Reifezustand zu entwickeln. Außerdem ist etwas Routine beim Lagern zu Hause, also beim langsamen Nach- und Ausreifenlassen notwendig. Intensiv gelbe Bananen mit ersten braunen Flecken können schnell faulen, grüngelben Bananen fehlt die Süße und der typische Eigengeschmack. Zu empfehlen ist der Kauf von Bananen in Bioläden. Die dort erhältlichen Früchte sind zwar meist kleiner, dünnhäutiger und äußerlich unansehnlicher (dabei auch noch teurer). Sie sind aber nicht oder kaum mit Pestiziden, Insektiziden und vielen anderen Gift- und Schadstoffen belastet.

Warnhinweis
Gerade bei den Bananen mit ihrer langen Reifezeit von bis zu 20 Monaten reichern sich Gifte wie Unkrautvertilgungsmittel, Düngemittel usw. stark an. Bereits in den unreifen grünen Früchten sind Schale und Fruchtfleisch häufig vollgesogen mit Schadstoffen.

Bananen richtig zubereiten

Nach dem Schälen müssen Bananen rasch verzehrt werden, weil sich das Fruchtfleisch sonst bräunlich verfärbt und Vitamine bzw. auch bestimmte Fettsäuren abgebaut werden. Bananen eignen sich ausgezeichnet für Desserts, Cremes, selbst gemachte Brotaufstriche oder Mixgetränke wie Bananenmilch.

Heilen mit Bananen

- Wirken vorbeugend und heilend bei zu hohem Blutdruck
- Entwässern den Körper und senken das Gewicht
- Wirken entgiftend
- Heilen entzündete Magenschleimhäute
- Senken den Cholesterinspiegel, kräftigen das Immunsystem
- Helfen bei Schlafstörungen und beruhigen die Nerven

Birne – schnell wirksame Medizin

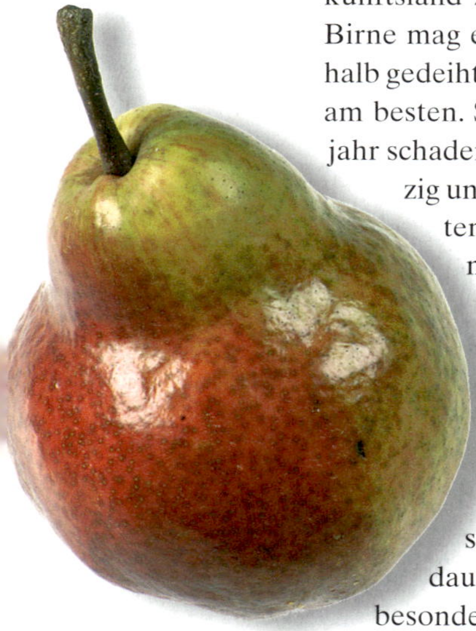

Die Birne stammt ursprünglich aus Asien, dem Herkunftsland zahlreicher Obst- und Gemüsesorten. Die Birne mag es mild und warm, aber nicht zu heiß. Deshalb gedeiht sie im ausgeglichenen Klima Mitteleuropas am besten. Spätfröste während der Blütezeit im Frühjahr schaden ihr spürbar; das Obst kann dann hart, holzig und säuerlich sein. Außer aus heimischen Gärten stammen die Birnen in unseren Läden aus mediterranen Ländern, vor allem aus Italien, Spanien und Südfrankreich. Entsprechend breit gefächert ist auch die Auswahl an Birnensorten.

Biostoffe der Birne

Birnen haben einen extrem hohen Wasseranteil. Die entsprechend kurze Verweildauer im Magen bringt die gelösten Nährstoffe besonders rasch in den Darm. Die Birne wirkt dadurch darmreinigend, sie beseitigt Verstopfungen und ähnliche Probleme. Für Menschen mit erhöhtem Flüssigkeitsbedarf ist der Genuss von Birnen wesentlich gesünder als das Trinken von zu viel Wasser.

Birnen sollten im häuslichen Obstvorrat nie fehlen: Vor allem Kinder lieben die süße und saftige Frucht.

Die in Fruchtfleisch und Schale der Birne eingelagerten Vitamine, Eiweißbausteine oder Mineralien befinden sich in fein abgestimmter Balance und können im Stoffwechsel physiologisch optimal verwertet werden. Dies gilt insbesondere für Gegenspieler unter Biostoffen, z. B. Kalium und Natrium, Kupfer und Zink, Kalzium und Phosphor. Diese Eigenschaften prädestinieren die Birne geradezu für die Chelattherapie, bei der Schwermetalle und Giftstoffe wie Blei, Quecksilber, Kadmium oder Konservierungszusätze in Lebensmitteln gebunden, neutralisiert und aus dem Körper ausgeschieden werden. Birnen sind darüber hinaus sehr reich an Folsäure (wichtig für Wachstum und Blutbildung), Kalium (wirkt entwässernd) und Vitamin C (für das Immunsystem). Eine 180 Gramm schwere Birne liefert 100 Kilokalorien, 25 Gramm Kohlenhydrate sowie 2,5 Gramm Ballaststoffe (wirken verdauungsfördernd).

Warenkunde

Vorsicht bei überreifen, gelben Früchten, die bereits braune Flecken aufweisen! Sie verderben schnell und verlieren bereits Vitamine. Die in den Schalen konzentrierten hochwertigen Fettsäuren sind teilweise zerstört. Die kurze Lagerfähigkeit bzw. die rasche Verderblichkeit der Birne ist Ursache für den starken Einsatz von Pestiziden, Schimmelpilzbremsern oder Polierwachsen. Deshalb sollten Sie möglichst nach einheimischen Birnen suchen, am besten im Bioladen.

Birnen richtig zubereiten

Birnen gut mit heißem und kaltem Wasser waschen, aufschneiden, Kerne entfernen. Die Schale ist äußerst nahrhaft und sollte bei Bioprodukten mitgegessen werden. Nicht zu lange lagern und nicht erhitzen, weil sonst wichtige Vitamine verloren gehen.

Heilen mit Birnen

- Wirken blutbildend und wachstumsfördernd
- Entschlacken den Darm
- Beseitigen Verdauungsstörungen
- Regeln den Wasserhaushalt im Organismus
- Wirken entgiftend im Körper
- Sind hilfreich bei Nieren- und Blasenproblemen

Warnhinweis

Bei Durchfall sollten Sie Birnen nicht im Übermaß verzehren. Frauen in der Schwangerschaft sollten ebenfalls nicht zu viele Birnen essen, weil das Baby sonst möglicherweise mit bestimmten Nährstoffen unterversorgt ist.

Erdbeere – natürliche Süßigkeit

Die Erdbeere (Fragaria) gehört zur Gruppe der Rosengewächse und ist in Europa heimisch. Neben der wilden Walderdbeere gibt es zahlreiche gezüchtete Sorten. Ihr unvergleichlicher Geschmack hat sie zum Favoriten nicht nur der Kinder gemacht, auch Erwachsenen läuft angesichts von Erdbeeren automatisch das Wasser im Mund zusammen. Sie machen Obstsalate, Müslis, Kuchen und Torten zur Gaumenfreude, liefern feinste Marmeladen – oder lassen sich einfach mit den Lippen vom kurzen grünen Stiel zupfen.

Im Juni oder Juli selbst gepflückt und frisch verzehrt, bringen Erdbeeren den höchsten Genuss.

Biostoffe der Erdbeere

Am Ende ihrer Reifezeit saugt die Erdbeere Anthozyanidine in sich hinein, rote karotenreiche Farbstoffe, die die empfindliche Frucht vor Zerstörung durch zellschädigende Substanzen und Bakterien schützen. Bestimmte Katechine (Gerbstoffe) wirken entzündungshemmend und antibakteriell – sowohl in der Erdbeere als auch im menschlichen Stoffwechsel. Diese Katechine binden giftige Schwermetalle im Darm, helfen gegen Verdauungsstörungen wie Blähungen und Durchfall.

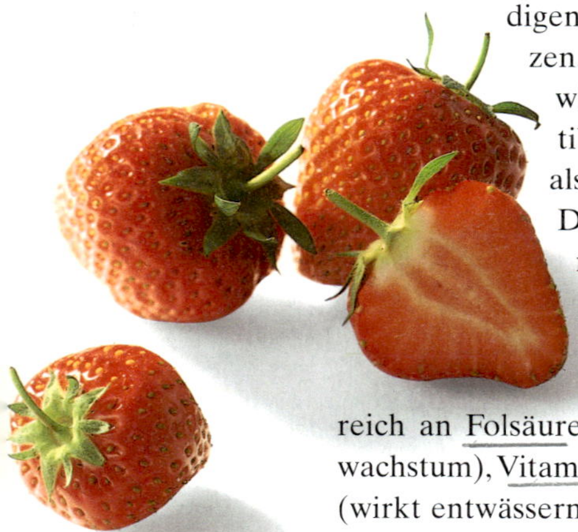

Erdbeeren sind außergewöhnlich reich an Folsäure (wichtig für Blutbildung und Zellwachstum), Vitamin C (fürs Immunsystem) und Kalium (wirkt entwässernd und blutdrucksenkend). Keine andere einheimische Frucht ist so reich an Mangan. Dieses Mineral unterstützt den gesamten Stoffwechsel, hilft beim Aufbau von Knochen und Blut, der Ernährung von Nerven und Gehirn, der Steigerung der Libido, der Versorgung von Haaren und Haut mit Farbpigmenten sowie bei der Produktion von Schilddrüsenhormonen. Selbst die Blätter und Wurzeln der Erdbeere enthalten Wirkstoffe, die pharmakologisch genutzt werden.

Warenkunde

Vorsicht bei importierten Erdbeeren: Diese werden häufig ihr ganzes Pflanzenleben lang mit Pestiziden, Herbiziden, Insektiziden, Wachstumsreglern, Düngemitteln, Harzen, Wachsen usw. zu leuchtend roten Riesenfrüchten hochgezüchtet. Viele Menschen reagieren auf die Giftstoffe in diesen Erdbeeren mit Lippenbläschen und anderen allergischen Symptomen. Auch tiefgefrorene Erdbeeren sind oft erheblich belastet. Am besten sollten Sie die Früchte beim Biobauern selbst pflücken. Nicht gerade billig sind die kleinen, hocharomatischen Walderdbeeren. Ihre Reifezeit ist nur kurz, das Sammeln sehr zeitintensiv, also ist auch der Preis hoch.

Warnhinweis
Es gibt Menschen, die auf den Genuss von Erdbeeren allergisch reagieren. Die davon betroffenen Personen sollten versuchsweise auf Bioware umsteigen. Bleibt die allergische Reaktion jedoch bestehen, liegt die Unverträglichkeit in der Konzentration von Gerbstoffen in der Erdbeere.

Erdbeeren richtig zubereiten

Reife Erdbeeren sollten nicht zu lange gelagert werden. Vor dem Zubereiten sollten Sie die Früchte gut waschen, da ihre Schalen stark chemisch behandelt sein können. Die grünen Stiele entfernen, Beeren vierteln, halbieren oder als ganze Frucht verarbeiten.

Heilen mit Erdbeeren

- Entgiften den Darm, lindern Verdauungsstörungen
- Kräftigen das Immunsystem und den Stoffwechsel
- Wirken blutbildend und fördern das Zellwachstum
- Wirken entwässernd und blutdrucksenkend
- Kräftigen Knochen, Haare und Haut
- Sorgen für mehr sexuelle Lust

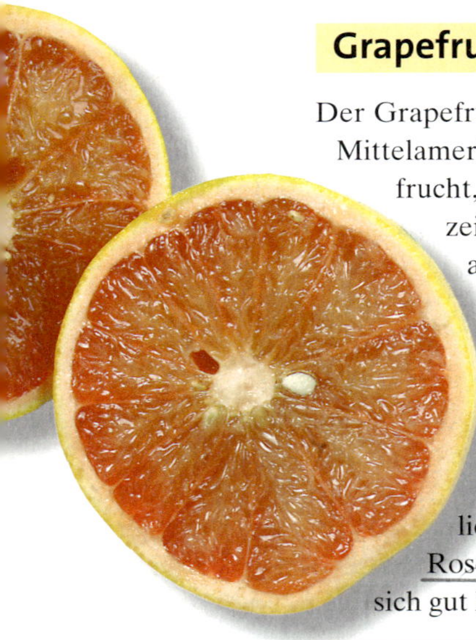

Grapefruit – saurer Vitaminspender

Der Grapefruitbaum ist in den subtropischen Ländern Mittelamerikas zu Hause. Die Beliebtheit dieser Südfrucht, die auch (fälschlich) als Pampelmuse bezeichnet wird, führte bald zu einem Anbau in anderen Ländern: in Israel, Griechenland, Spanien und Südafrika. Es gibt gelbfleischige Sorten wie Duncan oder Royal, rotfleischige wie Star Ruby oder rosafarbene wie Red Blush. Die meisten im Handel befindlichen Sorten sind kernarm oder ohne Kerne. Alle haben einen fein säuerlichen, herben Geschmack – die Grapefruit Rosé ist die deutlich süßeste. Grapefruits lassen sich gut lagern und zu gesundem Saft auspressen.

Biostoffe der Grapefruit

Wem das Fleisch der Grapefruit zu sauer ist, kann immer noch den Saft trinken: mit Orangensaft vermischt eine Delikatesse.

Grapefruits sind wahre Bomben an heilsamen und vorbeugenden Inhaltsstoffen – besonders an Vitamin C, dem besten Verbündeten des Immunsystems und eifrigstem Biokatalysator. Eine einzige Grapefruit enthält den Tagesbedarf eines Menschen, der keinem übermäßigen Stress ausgesetzt ist.

Das Fruchtfleisch der Grapefruit ist reich an Bioflavonoiden (Pflanzenschutzstoffen), die die Wirksamkeit von Vitamin C bis zum 20fachen erhöhen und einen potenten Heilfaktor für die Gefäße darstellen. Die empfindlichen Vitamin-C-Moleküle würden ohne diese Schutzstoffe in der Frucht schnell oxidieren. Schon im Fruchtfleisch schützen diese Substanzen das feine Kapillargefäßsystem. Die Grapefruit enthält viel Folsäure. Dieses B-Vitamin wird dringend für das Zellwachstum, also von Kindern und Heranwachsenden gebraucht.

Warenkunde

Wie alle Zitrusfrüchte sind auch Grapefruits häufig schadstoffbelastet. Das Obst gelangt oft unreif, noch im grünen Zustand, zum Großhändler, wo es im Reiferaum mit Äthylengas besprüht wird. Auf diese Weise reift es in drei Tagen schneller als in zwei Wochen an der Sonne. Mit Hilfe von Reifereglern können Lagerung und Vertriebsdatum genau vorkalkuliert werden.
Solcherart behandeltem Obst fehlt leider viel von seiner Süße, weil die natürliche Fruchtzuckerbiosynthese mit der künstlich beschleunigten Reifung nicht mithalten kann. Außerdem dringen chemische Insektenvernichtungs- und Düngemittel durch die Schale ins Fruchtfleisch.

Warnhinweis
Übermäßiger Verzehr von Saft- oder Fruchtfleisch der Grapefruit kann unter Umständen bei entsprechend disponierten Personen zu Sodbrennen oder saurem Aufstoßen führen.

Grapefruits richtig zubereiten

Die in der Grapefruit konzentrierten Vitamine C und Folsäure sind hitze- und lichtempfindlich: Beim Erhitzen werden bis zu 90 Prozent dieser Biostoffe zerstört! Bei längerer Lagerung sollten Sie die Früchte dunkel aufbewahren und erst kurz vor dem Verzehr zubereiten.

Heilen mit Grapefruits

- Helfen bei Venenleiden, Krampfadern, Hämorrhoiden
- Kräftigen das Immunsystem, stärken die Hormonproduktion
- Beugen Infektionen und Erkältungen vor
- Wirken darmreinigend und stabilisieren die Darmflora
- Aktivieren den Zellstoffwechsel und das Zellwachstum
- Helfen bei Maßnahmen zur Gewichtsreduktion

Himbeere – zart und kraftvoll

Himbeeren sollten Sie nicht kochen: Für Saucen oder Sorbets genügt es, sie durch ein Sieb zu streichen.

Die Himbeere, die rote Schwester der Brombeere, ist ursprünglich in Südosteuropa heimisch. Inzwischen wachsen Himbeeren auch hierzulande, an Hecken und Wegrändern, in Hainen und als kultivierte Gartenfrüchte. Die Triebe dieses niedrigen Halbstrauchs verholzen schnell. Aus der Wurzel wachsen jährlich neue Triebe. Es gibt zahlreiche Sorten Himbeeren und verschiedene Reife- und Erntezeiten (zwischen Juni und September). Gemeinsam ist ihnen der feine, delikat-säuerliche Eigengeschmack. Besonders fein sind Waldhimbeeren, die Sie zur Erntezeit von Sammel- oder Erntebetrieben kaufen können.

Biostoffe der Himbeere

Vitamin A in Himbeeren ist ein natürliches Mittel gegen Sehbeschwerden: In der chinesischen Naturmedizin wurden Himbeeren bei mangelnder Sehschärfe und Nachtblindheit verwendet. Vitamin A ist Teil des Sehpurpurs Rhodopsin. Eine hohe Konzentration von Rutin festigt die Gefäße im Auge und verbessert die Nährstoffzufuhr.

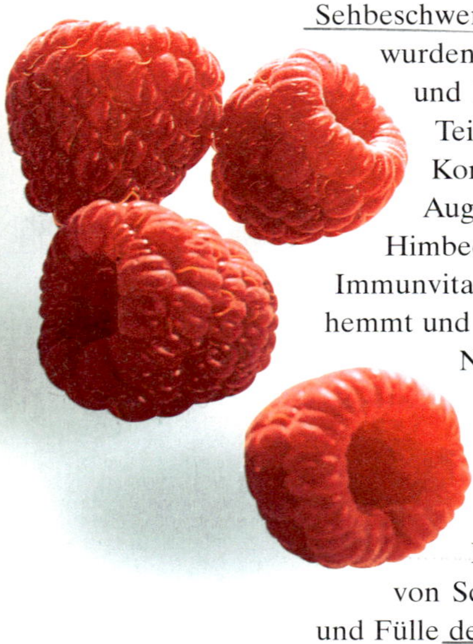

Himbeeren sind enorm reich an Vitamin C. Dieses Immunvitamin arbeitet eng mit Rutin zusammen, hemmt und bremst Blutungen im ganzen Körper, z. B. Nasen- und Zahnfleischbluten. In der asiatischen Medizin gelten Himbeeren als Mittel gegen starke Blutungen während der Monatsregel. Außerdem enthalten sie sehr viel Biotin, ein Vitamin aus dem Vitamin-B-Komplex, das im Körper den Transport von Schwefel besorgt, der wiederum für Glanz und Fülle der Haare und für die Geschmeidigkeit der

Haut verantwortlich ist. Himbeeren wirken entwässernd und darmreinigend, sie helfen bei Nieren- und Blasenbeschwerden, und sie beseitigen Verstopfungen.

Warenkunde

Während der Saison gibt es sowohl einheimische Himbeeren als auch Importware. Die hohen Lohnkosten beim Sammeln machen die aromatischen kleinen Beeren zu einer der teuersten Obstsorten. Importware stammt vorwiegend aus osteuropäischen Ländern wie Polen, Tschechien oder Ungarn, wo die Pflückkosten noch niedriger sind. Einen zusätzlichen Preisaufschlag müssen Sie bei Himbeeren im Bioladen oder beim Biobauern hinnehmen.

Himbeeren richtig zubereiten

Himbeeren können Sie nicht lange lagern, denn sie sind sehr verletzlich und schimmeln leicht. Sie sind außerdem sehr druckempfindlich und werden selbst in leichten Körbchen rasch matschig. Zu Hause sollten Sie Himbeeren sorgfältig verlesen und nur bei Verunreinigung waschen. Anschließend können Sie sie nach Belieben verarbeiten.

Himbeeren sind reich an Biotin, dem Vitamin, das auf natürliche Weise für das gute Aussehen von Haut und Haaren sorgt. Wer auf einer Party einmal über die Stränge geschlagen oder eine Antibiotikakur hinter sich hat, sollte seinen Biotinvorrat z. B. mit Hilfe von Himbeeren wieder auffüllen.

Heilen mit Himbeeren

- Helfen bei Sehschwäche, Nachtblindheit und Augenleiden
- Bringen Glanz und Fülle ins Haar
- Machen die Haut weich und geschmeidig
- Helfen bei Nasen- und Zahnfleischbluten
- Lindern Nieren- und Blasenbeschwerden
- Helfen bei übermäßig starken Blutungen während der Menstruation

Biostoffe in Obst und Gemüse

Die meisten Menschen gehen davon aus, dass Arzneimittel nur von Pharmafirmen hergestellt und in Apotheken verkauft werden. Sie übersehen dabei, dass selbst das kümmerlichste, unscheinbarste Pflänzlein am Straßenrand eine Menge äußerst bioaktiver Wirkstoffe enthält, die sein Immunsystem stabil und seinen Stoffwechsel gesund erhalten – eine komplette Apotheke zum Nulltarif und ohne Nebenwirkungen. Diese gesundheitserhaltenden Biostoffe lassen sich in sechs Hauptklassen unterteilen: Vitamine, Eiweiße, Kohlenhydrate, Mineralstoffe, Fette und Wasser.

Vitamine

Diese hochaktiven Substanzen werden in Pflanzenteilen synthetisiert, sie gelangen mit der Nahrung in unseren Darm und weiter übers Blut zu den Körperzellen, wo sie an unzähligen chemischen Stoffwechselreaktionen beteiligt sind. Im Gegensatz zu vielen Tieren können wir Menschen nur sehr wenige Vitamine in noch dazu geringen Mengen in unserem Organismus herstellen, müssen diese lebensnotwendigen Moleküle also Tag für Tag mit der Nahrung zu uns nehmen.

Eiweiße

Pflanzliche Lebensmittel wie Obst und Gemüse sind wesentlich bessere Proteinspender als z. B. Fleisch. Sie enthalten die acht essenziellen, also die lebensnotwendigen Aminosäuren (Eiweißbausteine) Phenylalanin, Methionin, Threonin, Tryptophan, Valin, Leuzin, Isoleuzin und Lysin in hoher Konzentration. Alle diese jugend- und gesundheitsspendenden Eiweißbausteine sind in Obst und Gemüse in der für unseren Stoffwechsel optimalen Ausgewogenheit enthalten.

Fette

Es gibt tausende verschiedener Fettsäuren, wie Wissenschaftler das Fett im Stoffwechsel nennen. Sie sind für den Aufbau der ölig-feuchten Schutzhäutchen aller unserer Körperzellen wichtig – und damit lebensnotwendig für unsere Gesundheit und unser Glück. Darüber hinaus spielen Fettsäuren eine bedeutende Rolle als genetisch bedingte Lebensspender, Hormonproduzenten, Transportvehikel für manche Vitamine oder als Energielieferanten für die Mitochondrien (Brennkammern) der Körperzellen. Fettsäuren stecken vor allem in der Schale von Obst und Gemüsen.

Kohlenhydrate

Pflanzliche Lebensmittel wie Obst und Gemüse stellen mit Hilfe des Sonnenlichts in ihren Zellen die Kohlenhydrate her. Dementsprechend enthalten Fleisch, Fisch oder Geflügel nur wenig von diesen Nährstoffen. Die kleinste Einheit der Kohlenhydrate ist die Glukose, neben dem Vitamin C der bedeutendste Nährstoff in der gesamten Natur. Kohlenhydrate bzw. Glukose in Obst und Gemüse halten uns fit und leistungsstark, sorgen (als allerwichtigste Nervennahrung) für mentale Stärke, Konzentrationsfähigkeit und Optimismus.

Mineralien

Mineralstoffe sind anorganische, im Prinzip tote Metalle und andere Substanzen, die Pflanzen mit dem Regenwasser aufsaugen und für ihren Zellstoffwechsel nutzbar machen. Wenn solche Mineralien oder Spurenelemente bzw. deren Salze mit Vitaminen in Verbindung kommen oder auch ionisiert werden, entwickeln sie eine enorme Stoffwechseldynamik. Obst und Gemüse sind nicht nur die besten Vitamin-, sondern auch die großzügigsten Mineralienspender der Natur. Diese beiden Grundnährstoffe bilden seit Jahrmilliarden die Basis allen Lebens auf der Erde.

Wasser – das Lebenselixier

Wir Menschen bestehen bis zu zwei Dritteln aus Wasser, das sich innerhalb der Zellen, aber auch im so genannten extrazellulären Raum zwischen den insgesamt 70 Billionen Körperzellen anreichert. Kleinkinder enthalten chemisch gesehen mehr Wasser, alte Menschen weniger – äußerliches Zeichen ist die runzlige, ausgetrocknete Haut. Wasser ist quasi die Nährlösung für sämtliche Nährstofftransporte und Biosynthesen; ein Mensch, der nichts trinkt, stirbt innerhalb weniger Tage.
Dabei ist Wasser nicht gleich Wasser. Ionisierte (also elektrisch aufgeladene) Mineralstoffe und Spurenelemente bzw. deren Salze machen Wasser nährstoffreich und unentbehrlich für den gesamten Stoffwechsel. Deshalb ist das Wasser in Obst und Gemüse in seiner vollendeten physiologischen Ausgewogenheit die allerwichtigste Gesundheitsquelle für Körper und Psyche.

Johannisbeere – saure Arznei

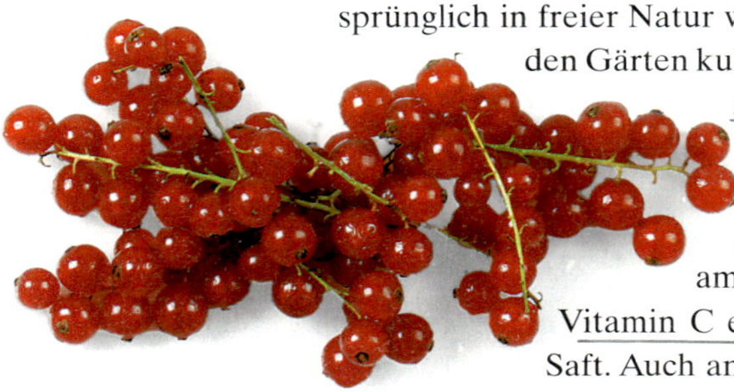

Die rote Johannisbeere ist eine einheimische Frucht, aus deren Fruchtknoten eine mehrsamige Beere sprießt. Ursprünglich in freier Natur wachsend, hat sie sich gut in den Gärten kultivieren lassen. Die Schwarze Johannisbeere hingegen stammt aus dem nördlichen Asien. Jede Johannisbeere gleicht einer kleinen Vitaminpille – so unglaublich viel Vitamin C enthalten Fruchtfleisch und Saft. Auch andere essenzielle Nährstoffe sammeln sich in hoher Konzentration in der Johannisbeere. Selbst im reifen Zustand zählt sie zu den säuerlichsten Obstsorten – was aber nur für sie spricht.

Biostoffe der Johannisbeere

Ihren Namen hat die Johannisbeeere vom christlichen Kalender: Um den Johannistag (24. 6.) herum sind die ersten Beeren reif.

In jeder einzelnen Johannisbeere stecken zwei Milligramm Vitamin C: 35 bis 40 solcher Beeren decken Ihren Tagesbedarf. Im Gegensatz zu den Tieren, die Vitamin C selbst herstellen, sind Menschen auf Zufuhr von außen angewiesen. Vitamin C wirkt in sämtlichen Körperzellen als Biokatalysator für Enzymprozesse.

Die Farbstoffe der Beeren enthalten Karotinoide, aus denen der Stoffwechsel Vitamin A herstellt – den zweiten wichtigen Immunstoff. Vitamin A schützt nicht nur die Schleimhaut, sondern stimuliert auch den Zellstoffwechsel – eine natürliche Erfrischung und Vitalisierung. Johannisbeeren enthalten viel Niazin (Vitamin B3, wichtig für Nerven), Pantothensäure (Vitamin B5, für Zellatmung und gesundes Haar) und Kalium (für die Entwässerung und den Nährstofftransfer). Besonders hoch ist der Kalziumanteil (bestes Beruhigungsmittel). Johannisbeeren enthalten viel Eisen (für Blutbildung) sowie die Mineralstoffe Magnesium und Mangan (für Herzfunktion, Stimmung, Konzentration).

Warenkunde

Feinschmecker bevorzugen Weiße Johannisbeeren, die sehr selten, aber deutlich süßer als die roten Johannisbeeren sind. Die schwarzen, hartschaligen Beeren haben ein intensives würziges Aroma und werden z. B. für Marmeladen und Heilsäfte verwendet – oder auch für die Zubereitung des französischen Cassis-Likörs.
Geerntet wird von Juni bis September. Dank ständiger Neuzüchtungen gibt es inzwischen mehr als 50 Sorten mit Unterschieden in Farbe, Säuregehalt und Aroma.

Johannisbeeren richtig zubereiten

Johannisbeeren sollten Sie nicht zu lange lagern und möglichst rasch nach dem Einkauf zubereiten oder roh verzehren. Die Beeren werden gewaschen, von den dünnen Stielen gelöst und dann weiterverarbeitet. Beim Herstellen von Obstsalaten, Mischkonfitüren usw. sollten Sie süße andere Früchte mitverwenden, um den sauren Geschmack der Johannisbeeren auszugleichen.

Heilen mit Johannisbeeren

- Aktivieren den Zellstoffwechsel und fördern die Blutbildung
- Stärken das Immunsystem und die Hormonproduktion
- Panzern Zellen gegen freie Radikale
- Schützen die Schleimhäute
- Beruhigen die Nerven und verbessern die Stimmung
- Unterstützen Herzfunktion und Muskeltätigkeit

Warnhinweis
Wenn Sie häufig unter Sodbrennen oder Refluxösophagitis (Entzündung der Speiseröhre, mit saurem Aufstoßen) leiden, dann sollten Sie so saures Obst wie Johannisbeeren nicht im Übermaß verzehren.

Kirsche – Liebesgabe der Natur

Natürliche Entschlackung: Eine Woche lang täglich ein halbes Pfund Kirschen reguliert die Verdauung und entgiftet.

Die ursprünglich aus Vorderasien stammende Kirsche wurde von den Römern nach Europa gebracht und ist inzwischen so beliebt, dass sie weltweit angebaut wird. Kirschbäume sind knorrig und tragen reichlich Früchte. Aus der ursprünglichen Wildform gingen Dutzende unterschiedlicher Zuchtformen hervor.

Das rote Steinobst ist bei Kindern sehr beliebt, nicht zuletzt weil man die Kirschkerne so herrlich ausspucken kann. Kirschen haben ganz spezielles Fruchtaroma, das nahezu süchtig macht. Saft und Fruchtfleisch sind außerordentlich gesund und voller wertvoller Nährstoffe.

Biostoffe der Kirsche

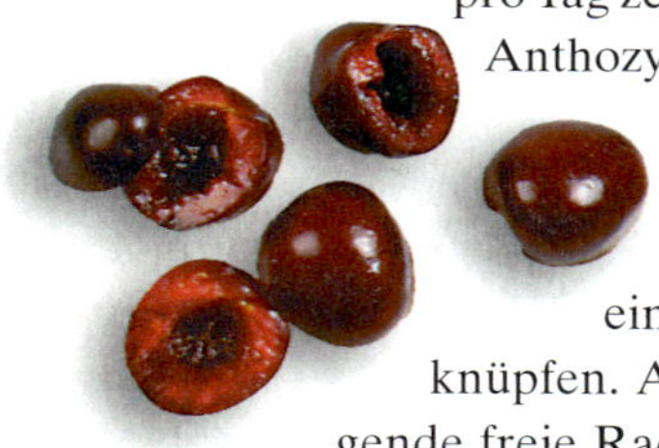

Kirschen senken den Harnsäurespiegel und beugen Gicht vor: Schon eine einwöchige Kur mit 250 Gramm pro Tag zeigt gute Resultate. Die Anthozyane bzw. Anthozyanidine (Pflanzenfarbstoffe) in Kirschen bauen Bindegewebe neu auf, indem sie (zusammen mit Vitamin C und Zink) Eiweißbausteine zu Kollagenfasern in einem kräftig-elastischen Geflecht verknüpfen. Außerdem neutralisieren sie zellschädigende freie Radikale und vernichten schädliche Enzyme, die Bindegewebe anfressen und dadurch für welke, alte Haut verantwortlich sind. Anthozyane lindern Entzündungen, indem sie Hormone wie Histamin oder Prostaglandin vermindern.

Alle diese Eigenschaften machen Kirschen zur idealen Naturmedizin gegen Entzündungen, Parodontose und Arthritis. Sie enthalten außerdem sehr viel Vitamin C (für Immunsystem und mentale Frische) und Folsäure (für Gehirn und Nerven, Blutbildung und Wachstum).

Kirschen bieten viel Kalzium (für Knochen, Zähne und Nerven), Eisen (für Blutbildung und Zellatmung) und Kalium (für Zellversorgung, entwässernd).

Warenkunde

Süß- oder Sauerkirschen reifen zwischen Juni und August und gelangen unmittelbar nach der Ernte in den Handel. Besonders süß sind die dunklen Früchte. Reife Kirschen sind sehr empfindlich, weil die dünnen Schalen mit saftigem Fruchtfleisch vollgepumpt sind. Bereits ein starker Regenguss kann Kirschen platzen lassen.
Zugreifen sollten Sie bevorzugt bei heimischer Ware, die weitgehend schadstofffrei ist: im Bioladen oder direkt beim Obstbauern. Importware stammt häufig von Bäumen, die jahrelang mit Chemiegiften gegen Schädlinge besprüht wurden. Sie wird auch manchmal mit Schellack, Wachsen oder Harzen kosmetisch verschönt und mit Pilz- und Schimmelhemmern besprüht.

Warnhinweis
Kirschkerne enthalten Blausäure bzw. Substanzen, die durch Enzyme im Darm aufgespalten werden und daraufhin giftige Blausäure freisetzen. Ein oder zwei verschluckte Kirschkerne stellen jedoch – auch bei Kindern – kein Problem dar.

Kirschen richtig zubereiten

Kirschen gut waschen, abtropfen lassen und trocknen. Entsteinen. Rasch verarbeiten und verzehren, weil die Lagerfähigkeit begrenzt ist.

Heilen mit Kirschen

- Schützen das Bindegewebe vor enzymatischem Abbau
- Wirken verjüngend, fördern eine schöne Haut
- Wirken entzündungshemmend
- Helfen bei Parodontose
- Lindern rheumatische Gelenkerkrankungen und Gicht
- Unterstützen Maßnahmen zur Gewichtsabnahme

Kiwi – ideale Frucht fürs Büro

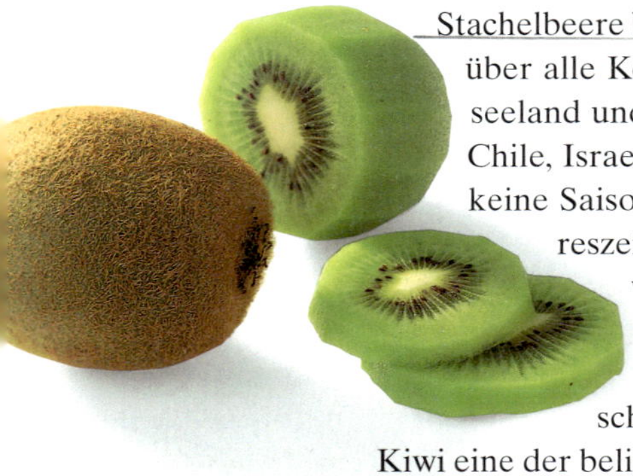

Die Kiwi stammt aus China und ist auch als Chinesische Stachelbeere bekannt. Der Kletterstrauch wanderte über alle Kontinente hinweg – zuerst nach Neuseeland und Australien, später nach Kalifornien, Chile, Israel und Südeuropa. Kiwis sind deshalb keine Saisonfrüchte mehr, sondern zu allen Jahreszeiten erhältlich. In den siebziger Jahren wussten nur wenige, was »Kiwi« bedeutet. In den Achtzigern galt die saftige Südfrucht als rare Exotin. Inzwischen ist die äußerlich so unscheinbare Kiwi eine der beliebtesten Ganzjahresfrüchte.

Biostoffe der Kiwi

In den kalten Monaten sind Kiwis die beste Vorbeugung gegen Erkältungen und Stimmungstiefs.

Eine einzige Kiwi kann Ihren Tagesbedarf an Vitamin C decken, denn kaum ein anderes Obst enthält so viel davon wie die Kiwi – pro Gramm der Frucht nahezu ein Milligramm. Dieser Biostoff ist an sämtlichen Stoffwechselvorgängen in allen Körperzellen beteiligt, er ist unerlässlich für die Immunabwehr, gesundes Bindegewebe, für feste Venen und Arterien, für Hormonproduktion und Stimmungslage, Sehkraft, Stressbewältigung und Konzentrationsfähigkeit.

Im grünen Farbstoff der Kiwi steckt auch viel Magnesium. Gerade in Kombination mit Vitamin C stimuliert Magnesium dynamische Prozesse im Körper: Es bindet Nervenreizstoffe an Rezeptoren (Landeplätze auf der Membranhaut der Zellen) und sorgt für eine gesunde Herzfunktion. Außerdem aktiviert Magnesium so genannte G-Proteine, die hormonell gesteuerte Signale des Gehirns in die Zellen tragen und so den Zellstoffwechsel steuern. Dies ist in Stresssituationen wichtig.

Warenkunde

Sie sollten die Kiwifrüchte einzeln abtasten und allzu weiche Früchte liegen lassen. Zu harte Früchte sind hingegen noch unreif: Sie haben wenig Saft und Süße. Wählen Sie mittelharte Früchte.
Auch bei Sonderangeboten gilt: Greifen Sie ruhig kräftig zu. Kiwis sind schneller verzehrt, als Sie denken. Mit ihrer behaarten Schale lässt sich die Frucht gut lagern und transportieren. Kiwis werden übrigens bei weitem nicht so stark chemisch behandelt wie anderes Obst.

Kiwis richtig zubereiten

Kiwis können frisch verzehrt werden, sie werden dann einfach halbiert und aus der Schale gelöffelt. Sie eignen sich aber ebenso gut für Obstsalate, Desserts, Fruchtschalen oder Kuchen. In diesen Fällen ziehen Sie die Haut mit einem scharfen Messer ab und schneiden das Fruchtfleisch nach Belieben in Scheiben oder Würfel. Mit Kiwis können Sie wunderbar Gerichte verzieren: Kein anderes Obst bringt ein so leuchtendes Grün auf den Tisch.

Warnhinweis
Manche Menschen reagieren allergisch auf Kiwis. Diese sollten insbesondere bei Fruchtcocktails und Vielfruchtmarmeladen erst nachfragen, ob Kiwis mitverwendet worden sind.

Heilen mit Kiwis

- Helfen bei Zahnfleischbluten und Parodontose
- Beugen Infektionen vor und kräftigen das Immunsystem
- Beschleunigen den Stoffwechsel und die Hormonproduktion
- Tragen aktiv zum Knochenwachstum bei
- Stimulieren die Muskeltätigkeit, speziell im Herzmuskel
- Festigen Gefäße (Venen) und Bindegewebe

Mango – exotischer Stresskiller

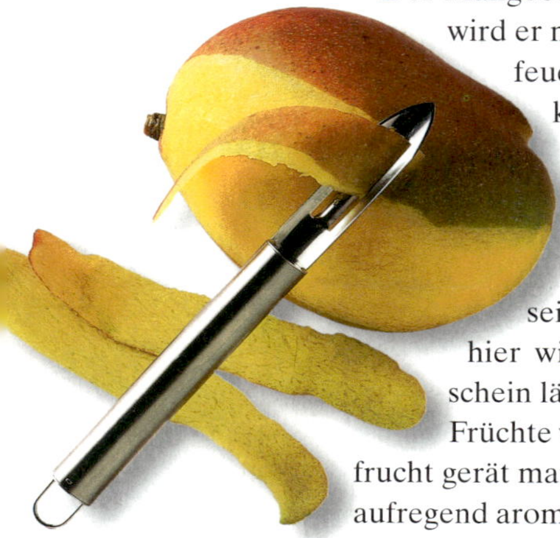

Der Mangobaum stammt aus Ostindien. Inzwischen wird er nahezu überall angebaut, wo es heiß und feucht ist: in Brasilien, Indien oder in Afrika. Mangos können klein wie ein Pfirsich oder groß wie eine Melone sein. Ihre Farbe schwankt zwischen Grün, Gelb, Orange und Rot. Der Mangobaum kann 25 Meter hoch werden, er gräbt seine Wurzeln tief in den Boden und löst hier wichtige Mineralien. Intensiver Sonnenschein lässt die bis zu zwei Kilogramm schweren Früchte wachsen. Bei dieser subtropischen Steinfrucht gerät man schnell ins Schwärmen: süß, saftig und aufregend aromatisch in vielen Nuancen!

Biostoffe der Mango

Die tropische Mangofrucht mit ihrem unverwechselbaren Aroma bringt den gesamten Stoffwechsel auf Trab.

Mangos enthalten viel Karotinoide, Vitamin E und Vitamin C. Vitamin E schützt die ölig-feuchten Membranhüllen der Körperzellen, Vitamin C stärkt das Zellinnere. Vitamin A ist Schutzstoff für die Schleimhäute. Außerdem fungiert es als Transkriptionsfaktor der Gene (steuert die Befehlsübertragung der Gene) und stimuliert so den gesamten Stoffwechsel. Dies wirkt vitalisierend, befreiend und sogar euphorisierend.

Mangos sind sehr reich an B-Vitaminen, speziell an Vitamin B6, das für die Eiweißsynthese unerlässlich ist. Ohne Vitamin B6 wird Eiweiß im Organismus zu schädlichem Müll. Das Fleisch der Mango enthält viel Niazin (Vitamin B3, für Zellatmung, Nerven und Schlaf) und Pantothensäure (Vitamin B5, für Energieproduktion, Haarfarbe und Stressabwehr). Mangos bieten auch reichlich Mineralien und Spurenelemente: Kupfer (für

Haut, Zellenergie und Hormone), Magnesium (für Herz und Muskeln), Mangan (für Haut- und Haarpigmente, für Sexualdrüsen und Schilddrüse). Wirklich enorm sind der Kaliumreichtum dieser Frucht (wirkt entwässernd, entfettend) und ihr Zinkanteil (für Drüsen, Libido und Orgasmusfähigkeit, festes Bindegewebe, Sehkraft und kräftiges Haar).

Warenkunde

Im Handel werden frische Mangos ganzjährig aus Kenia, Mexiko oder Brasilien angeboten. Mangos sollen nicht zu fest und nicht zu weich sein. Prüfen Sie durch Abtasten die Härte. Die Farbe lässt keine Rückschlüsse auf Aroma und Süße zu.

Vor ihrer Zubereitung sollten Sie die Mangos etwas kühlen, damit der von Fettsäuren stammende leicht ölige Geschmack abgemildert wird. Mangos eignen sich für Säfte, Desserts, Marmeladen, Kuchen oder als Beilage zu Reisgerichten, vor allem als Mangochutney.

Mangos richtig zubereiten

Die Schale der Mango wird nicht mitgegessen. Die Frucht wird aufgeschnitten, der Kern herausgelöst und das saftige Fleisch je nach Reifegrad mit dem Messer oder einem Löffel herausgeschabt und zerteilt.

Heilen mit Mangos

- Beugen Infektionen und Erkältungskrankheiten vor
- Halten die Schleimhäute gesund
- Wirken stimulierend und belebend auf die Gene im Zellkern
- Kurbeln die Eiweißbiosynthese im Körper an
- Beruhigen die Nerven, liefern Kraft in Stresssituationen
- Bringen Farbe in Haut und Haare
- Aktivieren die Hormone für Libido und Orgasmusfähigkeit
- Helfen bei Sehschwäche und Nachtblindheit

Melone – gesunder Durstlöscher

Ob als Durstlöscher oder edle Vorspeise genossen – die Melone ist genauso vielseitig wie gesund.

Die Melone wächst am liebsten in warmen, aber nicht zu heißen Regionen, z. B. in süd- und südosteuropäischen Ländern, in Israel und in Nordafrika. Die Melonen vom Obstladen um die Ecke stammen hauptsächlich aus dem Mittelmeerraum: außer Honig- noch Netz-, Wasser- und Kantalupmelonen.

Weil das Fruchtfleisch einer Wassermelone fast nur nach Wasser schmeckt, glauben viele Menschen, Melonen seien gerade gut genug gegen den Durst, viel an Biostoffen könne da jedoch nicht enthalten sein. Ein gewaltiger Irrtum! Die zum Teil riesige Frucht enthält enorm viele Vitamine und Mineralien.

Biostoffe der Melone

Das gelbe bis intensiv rote Fruchtfleisch der Melonen enthält viele Karotinoide, die im Stoffwechsel zu Vitamin A umgebaut werden. Vitamin A stimuliert die menschlichen Gene und damit die Intelligenz. Karotinoide kurbeln den Bau der Konnexinmoleküle an. Aus diesen entstehen Kanälchen, durch die die Nährstoffe aus dem Blut in die Gehirn- und Nervenzellen wechseln.

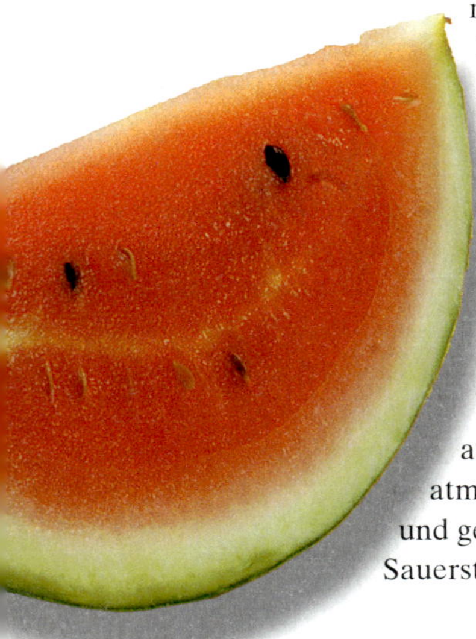

Melonen bieten außerordentlich viel Pyridoxin (Vitamin B6). Dieses Vitamin fungiert quasi als Schere, mit der die Eiweißmoleküle in eine verwertbare Form zurechtgeschnitten werden. So sorgt Pyridoxin täglich für die Eiweißsynthese im Körper. Melonen enthalten auch sehr viel Niazin (Vitamin B3, für Zellatmung), Folsäure (für Wachstum, Blutbildung und gesundes Haar), Eisen (für Blutbildung und die Sauerstoffversorgung der Zellen) und Mangan (für

Gehirn und Nerven, für Libido und Farbe im Haar). Schließlich liefern Melonen noch Vitamin C in hohen Konzentrationen (wichtig für Immunsystem, Stimmungslage und Konzentrationsfähigkeit).

Warenkunde

Wassermelonen, die größten Früchte aus der Familie der Kürbisgewächse, können Sie hauptsächlich im Sommer kaufen. Sie sind außen grün, aufgeschnitten leuchtet das Fruchtfleisch herrlich rot. Diese sehr feuchtigkeitshaltigen Melonen sind gekühlt ein großartiger Durstlöscher. Das Fruchtfleisch der Zuckermelonen ist weicher und kompakter. Zu diesen gehören die ovalen bis rundlichen Honigmelonen mit ihrem süßen Fruchtfleisch in allen Farbschattierungen, von Gelb über Orange bis Grün. Netzmelonen haben ihren Namen von dem Muster auf ihrer Schale. Die tennisballrunden Kantalupmelonen oder israelische Ogenmelonen können Sie wie alle anderen Melonen gekühlt einige Zeit lagern.

Melonen richtig zubereiten

Die Melone aufschneiden und in Stücke trennen. Die Melonenkerne mit dem Löffel entfernen.

Heilen mit Melonen

- Kurbeln die Zellatmung an, stärken die Blutbildung
- Wirken vitalisierend und verjüngend
- Verschönern Haut und Haare, kräftigen Knochen und Zähne
- Verbessern die Eiweißverwertung
- Schützen die Schleimhäute im ganzen Körper
- Aktivieren die Sexualhormone und sorgen für mehr Libido

Schon zehn Minuten nach dem Verzehr einer Melone geschieht im Darm Folgendes: Wie eine Millionenschar emsiger Heinzelmännchen wandeln Gallensalze und Enzyme die Karotinoide in Vitamin A um. Diese neuen Moleküle schlängeln sich durch die Darmwand und streben über das Blut zur Leber und zu den Zellen, um dort ihr Verjüngungswerk zu verrichten.

Orange – nicht nur ein Grippemittel

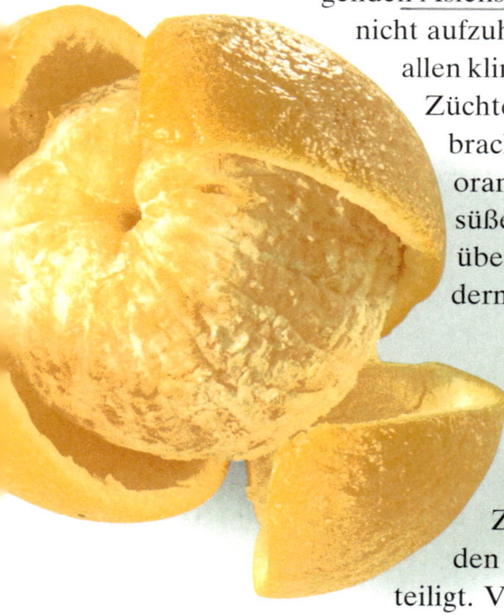

Die Orange oder Apfelsine stammt aus den warmen Gegenden Asiens. Ihr Siegeszug rund um den Globus war nicht aufzuhalten: Orangen wachsen inzwischen auf allen klimatisch dafür günstigen Kontinenten. Die Züchter haben zahlreiche Sorten hervorgebracht, wie etwa die Blut-, Blond- oder Navelorangen. Hierzulande helfen die wundervoll süßen und saftigen Früchte den Winter zu überstehen, in den südlichen Herkunftsländern symbolisieren sie den Sommer.

Biostoffe der Orange

Legendär ist der Reichtum der Orange an Vitamin C, ohne das es kein Leben gäbe. Vitamin C, der Hauptmotor des Zelllebens, ist in jeder Sekunde an Billiarden chemischer Stoffwechselreaktionen beteiligt. Vitamin C macht vital, geistig rege und schlank, es aktiviert Drüsen und damit nicht zuletzt das Sexualleben. Eine 180 Gramm schwere Orange enthält rund 70 Milligramm Vitamin C, den ganzen Tagesbedarf eines Menschen. Bereits eine einzige Frucht kann Zahnfleischbluten stoppen! Orangen sind das ideale Obst für Kinder und Jugendliche, aber auch für ältere Menschen. Orangen enthalten viele B-Vitamine, darunter sehr reichlich das Schönheitsvitamin Biotin (für Haut und Haare); außerdem sehr viel Pantothensäure (für Zellenergie und farbkräftiges Haar) und Folsäure (für Blutbildung, Wachstum und Magensäure). Mit seinem hohen Anteil von rund 50 Milligramm Kalzium pro Frucht ist jede Orange Stärkung für Knochen und Zähne. Außerdem enthalten Orangen viel Magnesium (für Herz- und

Die Vitamin-C-reichen Orangen schützen vor allem zur Winterzeit vor Grippe und Erkältungen.

Muskeltätigkeit), und sie gehören zu den besten Lieferanten des seltenen Spurenelements Selen, eines der tüchtigsten Helfer des Immunsystems.

Warenkunde

Qualitätsnormen schreiben die Einteilung nach Güteklassen vor, z. B. nach Mindestsaftgehalt und Größe (Orangen mit weniger als 53 Millimeter Querdurchmesser sind nicht zugelassen). Schalen und Fruchtfleisch sind oft mit Pestiziden, Herbiziden, Insektiziden und chemischen Düngemitteln belastet.

Warnhinweis
Die Schalen von mit Pestiziden behandelten Orangen enthalten Giftstoffe! Deshalb sollte man sie nicht raspeln und nicht essen.

Orangen richtig zubereiten

Die kräftige Schale schützt das Fruchtfleisch lange Zeit vor Austrocknung und Verlust der Nährstoffe. Sie sollten aufgeschnittene Orangen nicht liegen lassen, weil sonst viel Vitamin C durch Lichteinwirkung verloren geht. Wegen der vielen Bioflavonoide (Pflanzenschutzstoffe) im Fruchtfleisch ist es gesünder, Orangen zu essen, als nur den ausgepressten Saft zu trinken.

Heilen mit Orangen

- Kurbeln den Zellstoffwechsel an und vitalisieren
- Regen den Geist an, beseitigen Konzentrationsmängel
- Aktivieren alle Körperdrüsen, stärken Libido und Potenz
- Kräftigen das Immunsystem und die Blutbildung
- Verschönern das Haar und kräftigen das Bindegewebe
- Stoppen Zahnfleischbluten und beugen Nasenbluten vor
- Unterstützen Diäten zum Abspecken

Pfirsich – die Verjüngungskur

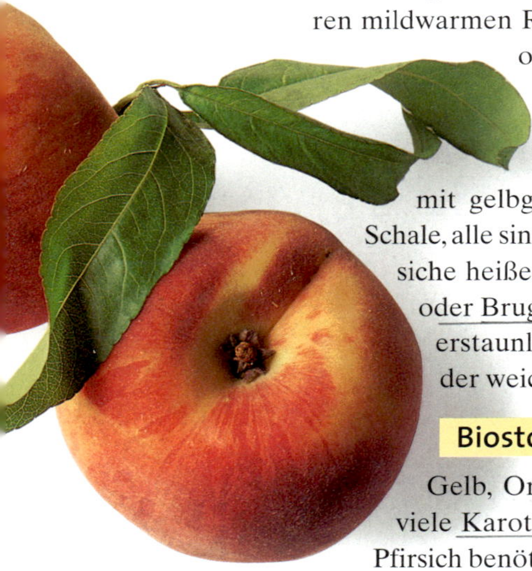

Der Pfirsich stammt aus China, ist heute aber in der Mittelmeerregion zu Hause. Das Obst wächst auch in anderen mildwarmen Regionen wie Südafrika, Neuseeland oder in den USA. Die meisten Pfirsiche werden aus Italien, Griechenland und Spanien importiert, im Winter aus Übersee. Es gibt Sorten mit gelbgrüner, gelber oder flammend roter Schale, alle sind samtartig behaart. Unbehaarte Pfirsiche heißen Nektarinen (leicht löslicher Kern) oder Brugnolen (schwer löslicher Kern). Es ist erstaunlich, wie viel Vitamine und Biostoffe der weiche und samtige Pfirsich in sich trägt.

Biostoffe des Pfirsichs

Gelb, Orange, Rot – die Farben deuten auf viele Karotinoide (Pflanzenfarbstoffe) hin. Der Pfirsich benötigt Karotinoide gegen Insekten, Bakterien, Pilze und andere natürliche Feinde. Xanthophyll (gelber Farbstoff) schützt vor der massiven Lichteinwirkung durch die Sonne. Ohne Farbschutz entstünden unter Einfluss des Sonnenlichts zellschädigende freie Sauerstoffradikale. Wenn Karotinoide, Xanthophyll und andere Pflanzenschutzstoffe in den menschlichen Stoffwechsel gelangen, verrichten sie weiterhin ihre gewohnten Aufgaben. Dies macht den Pfirsich so wertvoll.

Machen Sie Ihre persönliche Schönheits- und Verjüngungskur – mit Pfirsichen.

Der Pfirsich ist typisches Stressobst, panzert die Körperzellen, macht Sie dadurch fit, frisch und vital. Der hohe Anteil an Niazin (Vitamin B3) in Verbindung mit Magnesium, Selen und Zink verbessert Ihre Stimmungslage und befreit von ängstlicher Unruhe, depressiven Stimmungen und Nervosität.

Warenkunde

Pfirsiche entwickeln ihre typische aromatische Süße und ihren Saftreichtum erst in den letzten Reifetagen. Importierte Pfirsiche werden oft in unreifem Zustand geerntet und künstlich nachgereift. Deshalb beinhalten sie weniger Vitamine; die Konzentrationen an wichtigen Spurenelementen wie Zink oder Selen sind jedoch annähernd gleich denen ausgereifter Früchte.
Pfirsichschalen können mit Schwermetallen belastet, mit chemischen Unkraut- und Insektenvernichtungsmitteln sowie mit Giftdünger und Antischimmelschadstoffen besprüht worden sein. In jedem Fall sollten Sie die Pfirsiche daher gründlich mit heißem und kaltem Wasser waschen.

Warnhinweis
Die Kerne der Pfirsiche enthalten Blausäure bzw. Substanzen, aus denen im Organismus Blausäure entsteht. Für kleine Kinder sollten Sie deshalb unbedingt die manchmal splitternden Pfirsichkerne sorgfältig entfernen.

Pfirsiche richtig zubereiten

Pfirsiche sind nur äußerst kurze Zeit lagerfähig, daher sollten Sie sie schnell verzehren. Die Früchte müssen Sie gründlich waschen oder schälen. Dies geht ganz einfach, wenn Sie den Pfirsich zuvor kurz mit kochendem Wasser überbrühen.

Heilen mit Pfirsichen

- Kräftigen das Immunsystem und wehren freie Radikale ab
- Stärken Bindegewebe, Gefäße, Herz und Kreislauf
- Machen widerstandsfähiger gegen Stress
- Helfen gegen nervöse Unruhe, Gereiztheit und Angstgefühle
- Beschleunigen die Darmpassage, lösen Verstopfungen
- Wirken entwässernd, helfen beim Abspecken

Pflaume – gegen schlechte Laune

Pflaumen stammen aus dem Vorderen Orient und aus südeuropäischen Ländern. Zu ihren Unterarten zählen die Mirabelle, die Reneklode und die Zwetsche oder Zwetschge. Sie wurden in Mitteleuropa bald heimisch und zum Stolz zahlreicher Kleingärtner und Obstbaumbesitzer. Je länger die blaue Steinfrucht am Baum bleibt, desto mehr Vitamine entwickelt sie.

Gut für die Verdauung, aber auch für die Nerven: Pflaumen.

Die rundlich ovalen Früchte sind im letzten Reifestadium so prall, dass sie ihren Saft harzartig austreiben. Dann muss rasch geerntet werden, denn sonst fällt das Steinobst ab und wird wertlos. Die Pflaume wurde in der gesamten antiken Welt kultiviert, als Heilmittel betrachtete man aber nur das Harz des Pflaumenbaums.

Biostoffe der Pflaume

Bei einzelnen Vitaminen hat die Pflaume keine Rekorde zu melden. Aber das Gesamtangebot macht's! Außer Vitamin B12 und Biotin enthält diese Steinfrucht sämtliche B-Vitamine. Eine Pflaume ist eine Vitamin-B-Pille aus der preiswerten Apotheke Natur. Das Tolle an dieser Kombination: Isolierte B-Vitamine bewirken wenig. Erst in Gesellschaft »explodiert« ihre Stoffwechselpotenz. Pflaumen sind der beste Stimulator für die Nerven, den Kohlenhydratstoffwechsel, Leistungskraft und Stressfähigkeit. Sie enthalten außerdem die Spurenelemente Zink und Kupfer. Beträchtlich ist der Anteil an mehrfach ungesättigten Fettsäuren in der ölhalti-

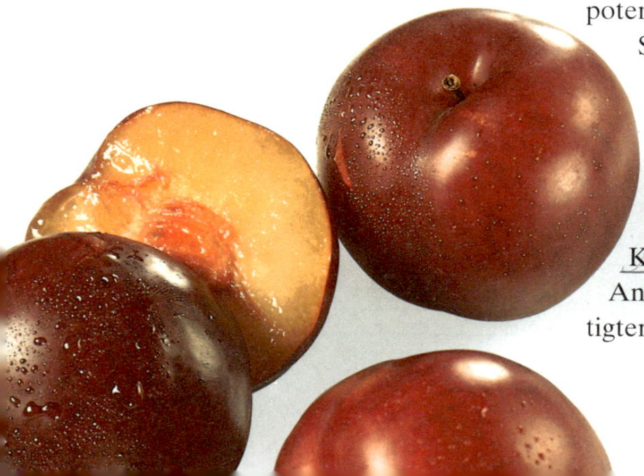

gen Schale. Sie verhindern ein Austrocknen der Zellmembranen und blockieren das Eindringen von Bakterien. Der hohe Anteil an Ballaststoffen entschlackt den Darm und hilft bei Verstopfung.

Warenkunde

Im Spätsommer geerntete Inlandsfrüchte sind reicher an Fruktose (Fruchtzucker) und Vitaminen. Importware ist häufig mit Pestiziden, Insektiziden oder Herbiziden und Reifehilfsmitteln behandelt.

Nicht selten werden Pflaumen mit Harzen und Wachsen verschönt und poliert, damit sie im Supermarktregal recht verlockend glänzen. Und sie werden oft unausgereift geerntet. Dadurch faulen sie weniger schnell bei wochenlangem Lagern und Transport, entwickeln aber weniger Sonnenvitamine. Die besten Pflaumen gibt es beim Biobauern und im Bioladen.

Warnhinweis
Pflaumenkerne enthalten Inhaltsstoffe, die im Organismus durch Einwirkung von Enzymen giftige Blausäure freisetzen. Deshalb sollten Sie für Kinder die Kerne vorher entfernen. Ein oder zwei versehentlich verschluckte Steine sind jedoch kein Problem.

Pflaumen richtig zubereiten

Wachsartigen Reif sowie mögliche Gift- und Schadstoffe sollten Sie gründlich, möglichst zwischen Daumen und Zeigefinger, abwaschen und abrubbeln. Auch ein Küchen- oder Baumwolltuch leistet hier gute Hilfe. Waschen Sie mit heißem und kaltem Wasser.

Heilen mit Pflaumen

- Stärken den Membranschutz aller Körperzellen
- Optimieren den Kohlenhydratstoffwechsel
- Helfen bei nervöser Unruhe und Konzentrationsproblemen
- Machen widerstandsfähiger gegen Stress
- Reinigen den Darm und helfen bei Verstopfung
- Stärken Herz und Immunsystem

Weintraube – das Schlankheitsmittel

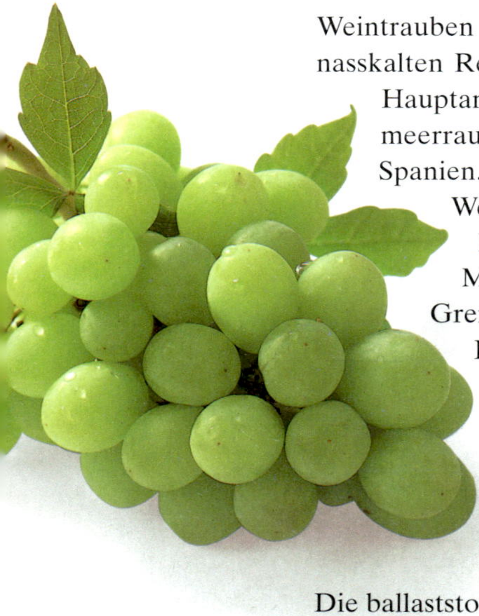

Weintrauben stammen aus dem warmen Süden, die nasskalten Regionen meiden sie. Deshalb kommt das Hauptangebot in den Obstregalen aus dem Mittelmeerraum, besonders aus Italien, Frankreich und Spanien. Doch auch in Deutschland gedeihen Weintrauben in sonnigen Regionen: vor allem entlang des Rheins, der Mosel und des Mains. Hier ist aber schon die klimatische Grenze erreicht.

Die Früchte der Weinrebe sind sonnenhungrig: Im Sommer und Herbst tanken sie Nährstoffe und bilden Vitamine, um ihre Samen zu stärken. Diese Vitamine kommen auch dem Verbraucher zugute.

Biostoffe der Weintraube

Trauben bereichern jede Käseplatte und bringen in alle frischen Salate den besonderen Pfiff.

Die ballaststoffreichen Schalen der Weintrauben beseitigen Darmträgheit und Verstopfung, wirken gleichzeitig entwässernd, entgiftend und binden Fettstoffe. Trauben sind die ideale Herbstdiät. Sie beschleunigen den Harnfluss durch Nieren, Blase und Harnwege, schwemmen Bakterien aus und lindern auf diese Weise Entzündungen der Nieren und der Blase. Anders als bei anderen Schlankheitskuren kommt es bei der Traubenkur nicht zu Nährstoffdefiziten im Körper.

Trauben enthalten alle B-Vitamine außer Vitamin B12. Die B-Vitamine sind wichtig für den Kohlenhydratstoffwechsel, für gute Nerven und das Gehirn. Die Fruktose hebt den Blutzuckerspiegel leicht an. Ein zu niedriger Blutzuckerspiegel ist Hauptursache von Müdigkeit, Nervosität und Konzentrationsmangel. Trauben sind reich an Folsäure (für Blutbildung) und Vitamin C (für das Immunsystem). Außerdem enthalten Trauben viel Mangan (für Knochen und Schilddrüse, als Nervennahrung) und Magnesium (für Muskel- und Herzfunktion). Der Kaliumgehalt der Weintraube gleicht eine zu salz- bzw. natriumreiche Kost aus.

Warenkunde

Haupterntezeit der Weintrauben ist August bis Ende Oktober. Je größer Trauben sind, desto saftiger und aromatischer sind sie auch. Weintrauben sind typische Freilandgewächse. Empfehlenswert sind aber auch die großen blauen Weintrauben aus Treibhäusern. Inlandsware ist weit weniger schadstoffbelastet als Importtrauben aus Südeuropa oder Südafrika. Noch auf dem Transport werden Weintrauben mit gesundheitsschädlichen Wachsen und Harzen künstlich verschönt. Weitgehend gift- und schadstofffrei sind Trauben aus dem Bioladen oder vom ökologisch arbeitenden Weinbauern.

Warnhinweis
Traubenproduzenten in vielen Ländern haben nur einen Ehrgeiz: dicke, pralle Früchte. Dafür ist ihnen jedes Mittel recht. Diese Weintrauben gedeihen oft auf stark belasteten Böden, werden mit Pestiziden und Insektiziden wochen- oder monatelang bespritzt, damit ihnen nur ja kein Insekt zu nahe kommt.

Weintrauben richtig zubereiten

Weintrauben können Sie ganz nach Belieben verwenden: als selbst gepressten Saft, im Obstsalat, als Beigabe zu Gerichten oder ganz einfach pur gegessen. Wichtig: Weintrauben sollten Sie vor dem Verzehr stets sorgfältig mit heißem und kaltem Wasser waschen.

Heilen mit Weintrauben

- Beseitigen Darmträgheit und Verstopfung
- Reinigen Nieren, Blase und Harnwege
- Lindern das prämenstruelle Syndrom
- Unterstützen Maßnahmen zur Gewichtsreduktion
- Helfen bei Müdigkeit, Nervosität und Depressionen
- Aktivieren den Kohlenhydratstoffwechsel

Zitrone – der Skorbutkiller

Die Wirkstoffe der Zitrone fördern die Eiweiß-, Kalzium- und Eisenverwertung im Körper.

Zitronen sind typische Südfrüchte. Die schwache Sonne in nördlichen Breiten brächte eine derartig sonnige Frucht gar nicht zustande. Die gelbe Beerenfrucht des Zitronenbaums stammt wahrscheinlich aus Indien oder China. Ganz genau weiß man es nicht. Inzwischen wachsen Zitronen auch im gesamten Mittelmeerraum.
Die Zitrone wird meist als Saft verwendet, nur Menschen mit Mut zum Sauren essen sie ganz. Die Bioflavonoide im Fruchtfleisch schützen das verletzliche Vitamin C vor Oxidation.

Biostoffe der Zitrone

Vitamin C (Askorbinsäure) ist der Hauptwirkstoff (gegen Infektionen, für Immunschutz) der Zitrone. Zwar enthält die eher milde Säure keine eiweißspaltenden Substanzen, aber sie stimuliert in der Magenschleimhaut die Produktion von Salzsäure und des eiweißspaltenden Enzyms Pepsin. Dadurch wird die Eiweiß-, Kalzium- und Eisenverwertung wesentlich verbessert. Eiweiß macht vital und stressfähig, Kalzium baut Knochen und Zähne auf und ist das beste natürliche Beruhigungsmittel für die Nerven. Eisen liefert den belebenden Sauerstoff in alle Körperzellen.

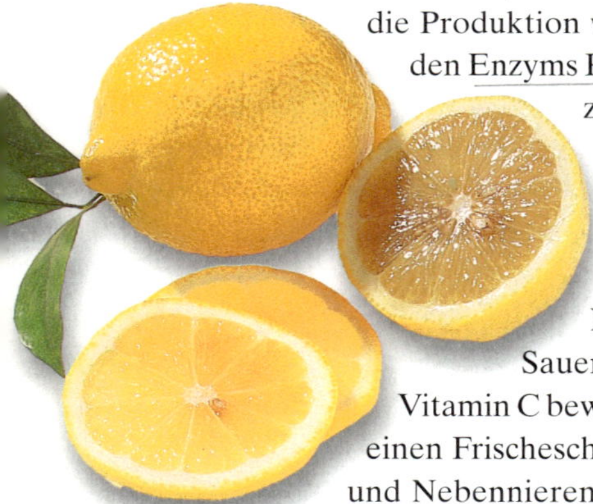

Vitamin C bewirkt schon Minuten nach dem Verzehr einen Frischeschub in den Drüsen: Hirnanhangsdrüse und Nebennierenmark haben im Körper die höchsten Vitamin-C-Konzentrationen, sie brauchen den Biostoff für die Synthese von Stress- und Sexualhormonen. Auch die Glücks- und Euphoriehormone Noradrenalin und Beta-Endorphin können nur mit Hilfe von Vitamin C hergestellt werden. Vitamin C und die begleitenden Bioflavonoide bauen aktiv das Bindegewebe neu auf, lassen Haare und Nägel schneller wachsen, verbessern die Sehkraft und stärken die rund 100 000 Kilometer Blutgefäße im menschlichen Körper. Damit beugt die Zitrone Besenreisern, Krampfadern und Hämorrhoiden vor, beschleunigt die Wundheilung, beseitigt Zahnfleischbluten und wirkt lindernd und heilend bei Parodontose.

Warenkunde

Zitronen werden bei uns das ganze Jahr über aus verschiedenen Produktionsländern angeboten.

Zitronen richtig zubereiten

Zitronen werden meist zu Saft, Obstsalat, Desserts usw. verwendet. Zum rohen Genuss wird die Zitrone geviertelt, das Fruchtfleisch herausgelöst und gegessen. Auf diese Weise nehmen Sie neben den Vitaminen auch die Bioflavonoide zu sich, die im Saft fehlen.

Warnhinweis
Zitronen sind meist mit vielen Schad- und Giftstoffen behaftet, deshalb die Schalen nicht abraspeln und als Gewürz verwenden. Weitgehend unbehandelte und schadstofffreie Zitronen gibt es im Bioladen.

Heilen mit Zitronen

- Kräftigen Immunsystem, Bindegewebe, Haare und Nägel
- Stimulieren die Magensäureproduktion
- Verbessern den Eiweißstatus im Körper und vitalisieren
- Verbessern die Eisenverwertung für die Zellatmung
- Aktivieren den Kalziumstoffwechsel für Knochen und Zähne
- Kräftigen die Blutgefäße und stoppen Zahnfleischbluten
- Fördern das Zellwachstum und wirken verjüngend
- Setzen Fett frei und unterstützen Schlankheitskuren

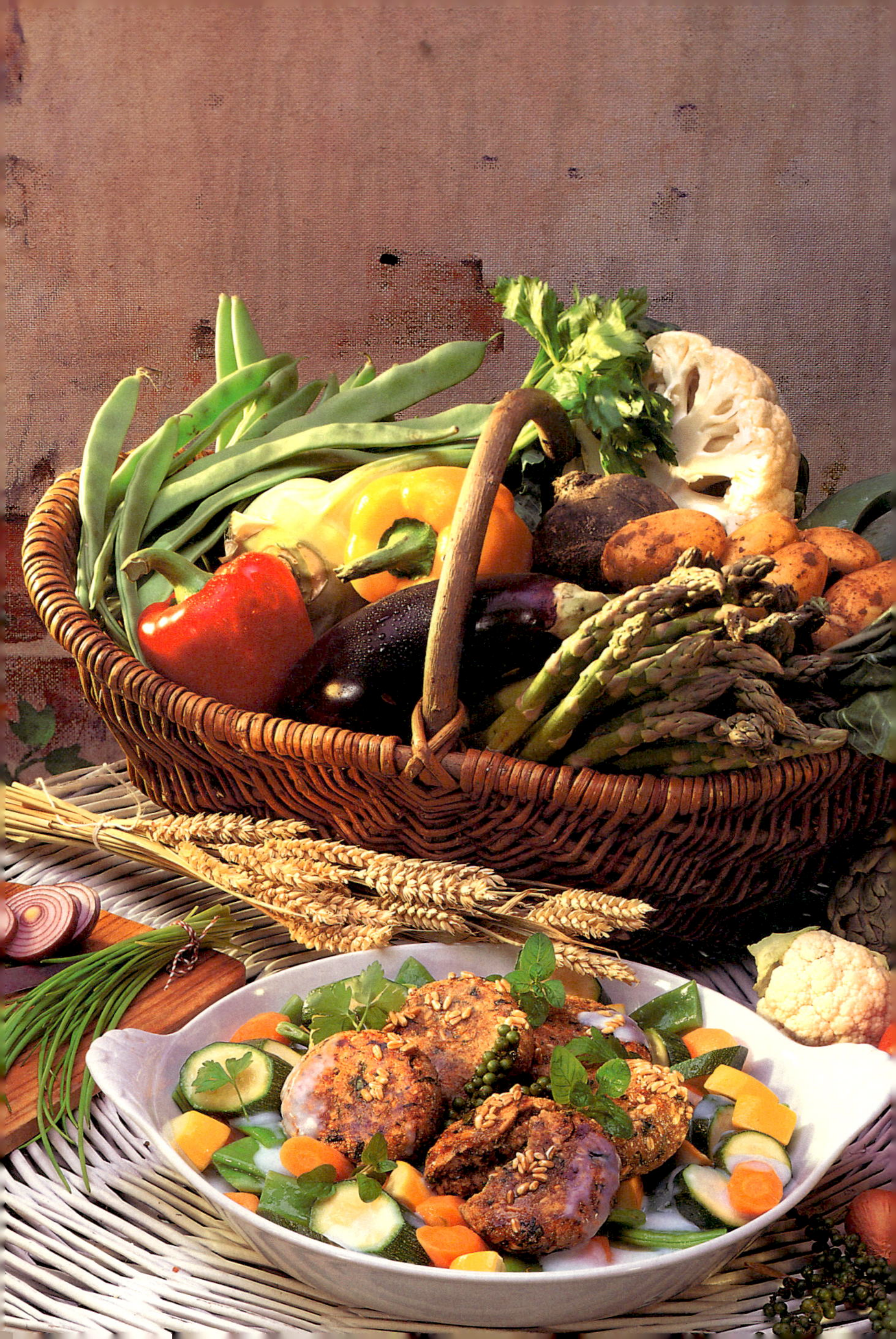

Gemüse – delikate Gesundheit

Essen hält Leib und Seele zusammen, sagt eine Volksweisheit. In den letzten Jahrzehnten hat sich diese Weisheit allerdings gerade in den reicheren Industrieländern ins Gegenteil verkehrt. Viele Menschen leiden an ernährungsbedingten Krankheiten oder Übergewicht und verkürzen durch ungünstige Essgewohnheiten im schlimmsten Fall ihre Lebenserwartung.

Mehr als eine Beilage

Dabei ist es erstaunlich einfach, gesund zu leben und gesund zu essen. Die gut sortierte Auslage eines Gemüsegeschäfts zeigt, wie vielfältig und reichhaltig die Gemüsewelt ist. Schonend gegart und fein mit frischen Kräutern gewürzt, schmeckt jedes Gemüse köstlich. Manche Sorten wie Tomaten, Fenchel oder Blattsalate schmecken auch roh hervorragend.

Neben dem kulinarischen Genuss, der der Seele gut tut, bekommt der Leib bei einer gesunden Ernährung mit frischem Gemüse fast nebenbei eine Vielzahl an lebenswichtigen und gesunderhaltenden Stoffen zugeführt. Mineralien, Vitamine und Ballaststoffe sorgen dafür, dass alle unsere Organe vom Herz über den Magen bis hin zur Haut von der pflanzlichen Kost profitieren. Die Biostoffe, die den Gemüsepflanzen gegen ihre natürlichen Feinde beistehen, kommen auch dem menschlichen Körper bei der Abwehr von Krankheitserregern und der Stärkung des Immunsystems zugute. Er wird gleichermaßen von innen heraus geschützt und ist so gegen eine Vielzahl von Krankheiten gewappnet.

Wer viel pflanzliche Kost isst, bleibt schlank. Gemüse und Salate haben weniger Kalorien, mehr Ballaststoffe und sind leichter verdaulich als Lebensmittel tierischer Herkunft.

Blumenkohl – das Diätgemüse

Das Kohlgemüse mit seinem dickfleischigen Blütenkopf wächst bei uns in Deutschland ebenso wie in seinen südlichen Hauptexportländern. Es gibt frühe und späte Sorten, die nach bestimmten EU-Qualitätsnormen im Handel angeboten werden.

Das im Blumenkohl enthaltene Vitamin B5 unterstützt den Körper bei der Herstellung von Kortisol. Aus diesem Stoff wiederum baut der Organismus Kortison, welches wichtig bei der Hemmung von Entzündungen ist. Vitamin B5 ist übrigens sehr säureempfindlich. Vermeiden Sie daher übermäßig viel Essig und Zitrone am Blumenkohl.

Biostoffe des Blumenkohls

Blumenkohl versorgt den Organismus mit allen Vitaminen – außer den Vitaminen B12 und E –, mit 14 verschiedenen Mineralien und Spurenelementen sowie mit 18 verschiedenen Aminosäuren. Er ist sehr arm an Brennstoffen, 100 Gramm enthalten nur rund 25 Kilokalorien. Sein hoher Wasseranteil und der erhebliche Reichtum an Wirkstoffen machen ihn aber zu einer der gesündesten Gemüsearten. Wie erfreulich also, dass sich Blumenkohl auf so vielfältige Weise zubereiten lässt. Bemerkenswert ist der Gehalt an Folsäure, einem B-Vit-

Heilen mit Blumenkohl

- Wirkt entwässernd
- Hilft bei Nieren- und Blasenproblemen
- Unterstützt Maßnahmen zur Gewichtsabnahme
- Hilft beim Aufbau einer üppigen Darmschleimhaut
- Ist wichtig für Zellwachstum und -erneuerung
- Kurbelt die Blutbildung an
- Sorgt für einen hohen Nährstoffgehalt in allen Körperzellen
- Kräftigt das Immunsystem und beugt Infektionen wirksam vor
- Wirkt blutdrucksenkend
- Beugt Dickdarmkrankheiten vor

amin, das im Stoffwechsel eng mit Vitamin B12 zusammenwirkt und für Zellwachstum und Blutbildung unerlässlich ist. Aus diesem Grund verwendeten unsere Groß- und Urgroßmütter den Blumenkohl vor allem als Sättigungsbeilage für Kinder und Heranwachsende am Tisch. Seine heilsame Wirkung auf die Dickdarmschleimhäute ist darüber hinaus die beste Vorbeugung gegen Darmkrebs, speziell bei Männern.

Früher war er als Armeleutegemüse verschmäht, heute ist er für die gesunde – und feine – Küche wieder entdeckt: der Blumenkohl.

Warenkunde

Blumenkohl sollte man mit Augen und Händen prüfen. Wenn er weiß bzw. sehr hell und außerdem fest ist, hat er die beste Qualität und enthält dementsprechend am meisten Vitamine. Weiche Konsistenz und leicht graugelbes, welkes Erscheinungsbild deuten auf eine längere Lagerungs- und Transportzeit hin. Der im Spätherbst und Winter erhältliche Blumenkohl kommt aus Südeuropa, seine Erntezeit liegt meist etwas zurück. Er ist oft außerordentlich preisgünstig. Im Sommer wird unser heimischer Blumenkohl frisch angeboten.

Blumenkohl richtig zubereiten

Strunk abschneiden und die unteren grünen Blätter entfernen. Unbehandeltes Biogemüse kann Raupen beherbergen, die seinen Nährstoffreichtum ebenfalls zu schätzen wissen. Den Blumenkohl wenige Minuten in Salzwasser legen. Etwas zusätzlicher Essig im Wasser vertreibt selbst die hartnäckigsten Insekten. Blumenkohl waschen und dämpfen bzw. kurz garen, weil er sonst zu weich wird und seifig schmeckt. Ideal: Im Schnellkochtopf mit Sieb ohne Wasserberührung drei bis vier Minuten dämpfen.

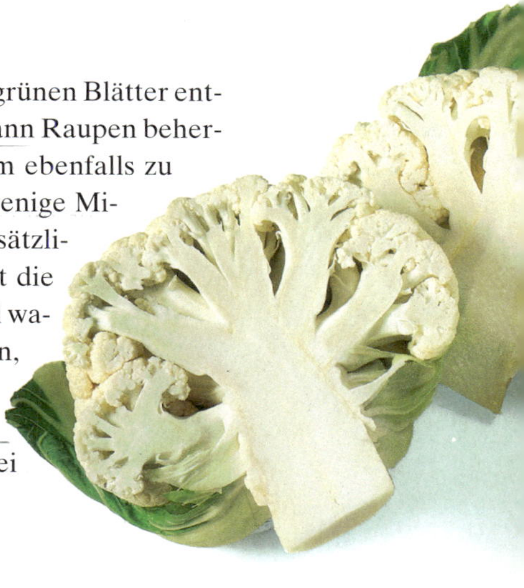

Bohne – das unkomplizierte Gemüse

Die Bohne stammt ursprünglich aus Mexiko, Mittel- und Südamerika, wo sie für viele Familien noch immer den Haupteiweißlieferanten aus dem Kochtopf darstellt. Inzwischen werden Bohnen auf der ganzen Welt und natürlich auch bei uns angebaut. Diese weiten Reisen und Anpassungen an andere Klimazonen haben unterschiedliche Sorten hervorgebracht. Es gibt kleine Delikatessbohnen, dickfleischige Brechbohnen und lange grüne Schnittbohnen. Eine Bohnenmahlzeit regt vor allem das Zellwachstum in unserem Körper an.

Bohnen können Blähungen und Durchfall verursachen – vor allem bei Menschen, denen Enzyme für das Aufspalten so genannter Alpha-Galaktoside fehlen. Auf diese unverdauten Zuckerstoffe stürzen sich dann im unteren Darmbereich gasproduzierende Bakterien.

Biostoffe der Bohne

Der therapeutische Hauptnutzen der Bohnen liegt in ihrem Reichtum an Nukleinsäuren und Eiweiß. Nukleinsäuren werden in unserem Darm zu so genannten Nukleotiden gespalten und als solche übers Blut den Zellen zugeführt. Mit diesen Lebensbausteinen reparieren und regenerieren sich Zellen.
Eiweiß ist der unerlässliche Rohstoff für den gesamten Zellstoffwechsel. Bei Eiweißmangel drosseln unsere rund 70 Billionen Körperzellen ihre Aktivität. Die Folgen: Müdigkeit, Gereiztheit, Unruhe, Konzentrations-

Heilen mit Bohnen

- Helfen gegen Leber-, Nieren- und Blasenleiden
- Wirken zellverjüngend
- Kurbeln die Eiweißsynthese in Körperzellen an
- Wirken vitalisierend
- Helfen bei Verdauungsproblemen
- Wirken entwässernd
- Kräftigen Herz und Kreislauf

schwäche, Nervosität usw. Bohnen enthalten außerdem große Mengen der Spurenelemente Mangan (für Haarwachstum) und Molybdän (für Stoffwechsel).

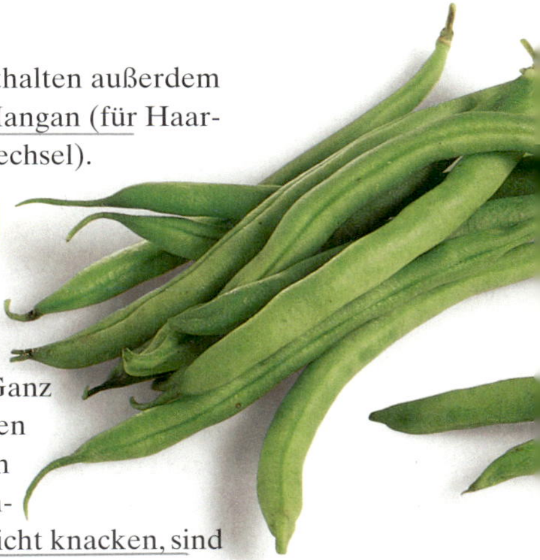

Warenkunde

Kaum ein anderes Gemüse bzw. eine andere Hülsenfrucht lässt der Kreativität beim Aufstellen des Speiseplans so viel Spielraum wie die Bohne. Ganz klar: Aus unterschiedlichsten Bohnen lassen sich auch die unterschiedlichsten Gerichte zaubern. So prüfen Sie Stangenbohnen: Wenn sie beim Brechen nicht knacken, sind sie nicht frisch geerntet. Bohnen sind robust, lassen sich eine Zeit lang gut lagern und brauchen beim Einkauf nicht in dem Maß geprüft zu werden wie anderes Gemüse. Selbst Dosenbohnen, wie z. B. die roten Kidneybohnen, sind reich an Eiweiß und Mineralstoffen.

Bohnen richtig zubereiten

Die zarten grünen und jungen Brechbohnen eignen sich ausgezeichnet für Salate, Gemüse oder Suppen. Nicht zu lange lagern, denn sonst verlieren sie Vitamine und lassen sich schlechter garen. Sie sind fast durchweg fadenfrei, deshalb brauchen lediglich Schwänzchen und Köpfchen abgeschnitten zu werden. Bohnen waschen, dann über Salzwasser (vielleicht mit etwas Fett) dämpfen oder garen: Garzeit zwischen 10 und 15 Minuten.
Eine Methode, um beim Kochen von Bohnen Blähungen vorzubeugen, ist diese: Trockenbohnen gut spülen, Wasser abtropfen lassen. Mit kochendem Wasser überbrühen und mindestens vier Stunden lang einweichen. Danach Wasser abschütten, abtropfen lassen und neues Wasser zum Kochen zugeben.

In Asien gelten Bohnen traditionell als Heilmittel bei Darm- und Kreislaufbeschwerden.

Brokkoli – die Nährstoffbombe

Brokkoli entstammt der großen Blumenkohlfamilie, nur ist sein Kopf zarter und mit grünen, fein verästelten Trieben versehen. Bei uns wird Brokkoli kaum angebaut. Das bedeutendste Exportland ist Italien, denn Brokkoli braucht Wärme und Sonne. Das Gemüse lässt sich schlecht über längere Zeit lagern und wird deshalb gern tiefgefroren.

Brokkoli wird bei uns von Jahr zu Jahr beliebter. Das Gemüse lässt sich gut zubereiten, ist gesund, zudem als gut verwendbare Tiefkühlkost erhältlich und entpuppt sich als ideale Beigabe zu allerlei Gerichten.

Brokkoli ist das beste Schutzgemüse für die Schleimhäute, unser erstes und wichtigstes Immunbollwerk sowohl gegen bakterien- als auch virenbedingte Infektionen. Die feinen Epithelzellen der Schleimhäute leben nur wenige Tage, werden allerdings durch gesunde Kost schnell aufgebaut.

Biostoffe des Brokkolis

Wie alle grünen Blattgemüse ist Brokkoli ein bedeutender Magnesiumträger und -spender. Der Mineralstoff Magnesium ist in unserem Stoffwechsel unverzichtbar

Heilen mit Brokkoli

- Beugt Infektionen vor
- Verbessert die Verdauung und beseitigt Verstopfungen
- Kurbelt den Stoffwechsel von Kohlenhydraten und Eiweiß an
- Stärkt die Muskelarbeit
- Regt das Immunsystem an
- Hilft gegen nervöse Unruhe, Reizbarkeit und Schlafstörungen
- Stärkt Herz und Kreislauf
- Wirkt vorbeugend gegen Darmerkrankungen
- Wirkt blutbildend, versorgt Zellen mit Sauerstoff
- Lindert bei Frauen Menstruationsbeschwerden

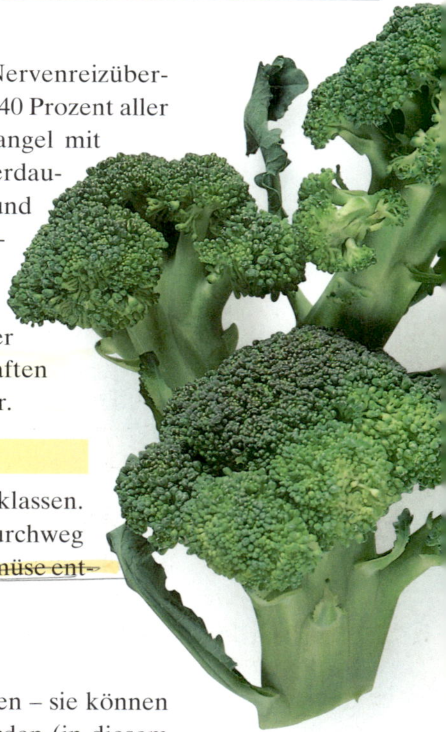

für Muskeltätigkeit, Herzfunktionen, Nervenreizübertragung und Hormonproduktion. Rund 40 Prozent aller Deutschen leiden unter Magnesiummangel mit Symptomen wie Herzrhythmus- oder Verdauungsstörungen, Nervosität, Knochen- und Zahnproblemen oder depressiven Verstimmungen. Der hohe Anteil an Ballaststoffen in Brokkoli beseitigt Darmträgheit, kräftigt den Zottenbewuchs der Darmschleimhaut und beugt so ernsthaften Darmerkrankungen bis hin zu Krebs vor.

Warenkunde

Es gibt keine verschiedenen Handelsklassen. Handelsüblicher Brokkoli ist von durchweg guter Qualität. Selbst tiefgefrorenes Gemüse enthält fast alle wichtigen Nährstoffe.

Brokkoli richtig zubereiten

Die holzigen Stiele werden abgeschnitten – sie können noch für eine Suppe mitverwendet werden (in diesem Fall sollten sie gut durchpassiert werden, damit keine Fasern zurückbleiben), sind aber längst nicht so schmackhaft wie der Rest. Den lockeren Brokkolikopf mit seinen vielen Zweigen, Seitentrieben und Blütenknospen waschen und gut abtropfen lassen.

Brokkoli sollte nur kurz gegart werden, damit keine wichtigen Vitamine verloren gehen. Erst Stiele und Blattwerk in den Gartopf senken, danach die zarten Knospen. Etwa 15 Minuten lang leicht dämpfen.

Um die im Brokkoli enthaltenen Nährstoffe perfekt zu verwerten, kombiniert man ihn am besten mit biotinhaltigem Gemüse wie Tomaten, Avocados oder Spinat. Dadurch wird die Eiweißverwertung angeregt.

Mit Karotinoiden, Vitamin C und zahlreichen Mineralstoffen ist Brokkoli eines der gesündesten Gemüse.

Erbse – die Gemüseprinzessin

Sehr wahrscheinlich hat die Natur die allerersten Erbsen im Orient wachsen lassen, von dort breiteten sich die beliebten grünen Kügelchen schon in vorgeschichtlicher Zeit bis in unsere Gefilde aus. Im Kampf um ihren Platz im Speiseplan verdrängen Erbsen immer wieder andere Konkurrenten unter den Hülsenfrüchten, wie z. B. Bohnen oder Linsen. Mit Erbsen lassen sich eine Fülle unterschiedlichster Gerichte zubereiten, die jedem schmecken und außerdem noch gesund sind.

Erbsen sind – wie alle Hülsenfrüchte – sehr proteinreich. 100 Gramm Erbsen versorgen den Organismus mit zehnmal mehr Eiweiß als eine Currywurst mit Pommes frites samt einer Sahnetorte als Nachspeise.

Biostoffe der Erbse

Was Erbsen für unsere Gesundheit einzigartig macht, sind ihr Reichtum an Ballaststoffen und das Zusammenspiel von Magnesium und Nukleinsäuren (eiweißähnlichen Molekülen). Wie alle Samen, Kerne oder Nüsse strotzen auch Hülsenfrüchte von Nukleinsäuren, die die Erbinformationen enthalten. Bis zur Reife teilen

Heilen mit Erbsen

- Wirken verjüngend, fördern das Zellwachstum
- Wirken anabol (muskelaufbauend) bei Sport und Fitness
- Wirken vitalisierend, weil sie den Eiweißstatus anheben
- Kräftigen die Nerven und vermitteln geistige Frische
- Aktivieren den Zellstoffwechsel
- Kräftigen Haare und Bindegewebe
- Verbessern die Sehfähigkeit
- Helfen bei Verstopfung
- Senken Cholesterin- und Blutfettspiegel, wirken entgiftend

sich die Pflanzenzellen explosionsartig und reichern damit die Nukleinsäuren in hoher Konzentration an. Diese Säuren sind die besten natürlichen Verjüngungsmittel, denn auch unsere Körperzellen brauchen sie zur Teilung oder zur Reparatur. Ohne Nahrungszufuhr von Nukleinsäuren bzw. ihren Bausteinen, den Nukleotiden, kann sich unser Gewebe nicht regenerieren. Nukleotide können nur mit Hilfe von Magnesium aus dem Nahrungsbrei gewonnen werden. Dieser Mineralstoff ist in Erbsen in hoher Konzentration eingelagert.

Erbsen schmecken leicht süßlich, sättigen nachhaltig und verjüngen die Körperzellen.

Warenkunde

Am besten sind junge grüne Saisonerbsen (im Sommer), sie enthalten die höchsten Nährstoffkonzentrationen. Allerdings ist das Auspalen, also das Herauslösen der Erbsen aus den Schoten, eine zeitraubende Angelegenheit. Vorgekochte Erbsen (z. B. in Dosen) verlieren bis zu 90 Prozent an verschiedenen Vitaminen.
Trockenerbsen (Schäl-, Kichererbsen) behalten ihren hohen Anteil an Eiweiß (ein Viertel) und sättigenden Kohlenhydraten (die Hälfte). Empfehlenswert sind außerdem tiefgefrorene Erbsen.

Erbsen richtig zubereiten

Frische Erbsen aus den Schoten herauslösen und unverzüglich zubereiten, weil sie schnell austrocknen. Erbsen (auch tiefgefrorene Ware) nur kurz mit wenig Wasser garen, damit nicht zu viele Vitamine verloren gehen. Das wichtige Nervenvitamin Thiamin wird bereits durch Gefrieren abgebaut, durch Lagern oder Erhitzen sogar ganz zerstört.

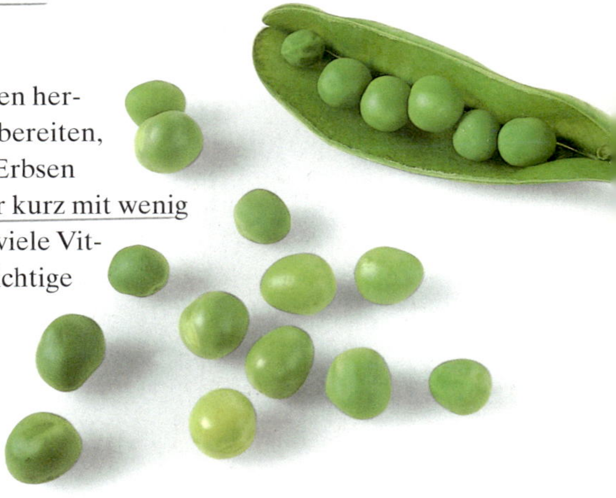

Fenchel – Knolle für Genießer

Warnhinweis
Wer zu Durchfällen neigt, sollte Fenchel nur sporadisch (etwa zweimal pro Woche) auf den Speiseplan setzen.

Der Fenchel stammt aus dem Mittelmeerraum, sein bevorzugtes Klima ist warm, aber nicht zu heiß. Angebaut wird er vorzugsweise in Griechenland, der Türkei, Italien, Südfrankreich oder auch in nordafrikanischen Ländern. Schon die alten Griechen und Römer kultivierten den Fenchel, weil Heilkraft und Gewürzaroma der fleischig-dicken Knolle so legendär waren. Der gute Ruf des Doldengewächses hielt über die Jahrhunderte bis in unsere heutige Zeit an.

Biostoffe des Fenchels

Schon roh genossen entfaltet der Fenchel einen Großteil seiner Wirkstoffe. Zusammen mit Vitamin-E-haltigem Öl (Keim- oder Sonnenblumenöl) im Salat wird aus dem duftenden Gemüse ein richtiger Gesundheitscocktail.

Ihr Reichtum an Ballaststoffen macht die Fenchelknolle zum idealen Heilgemüse für alle Menschen, die unter Verdauungsstörungen wie Blähungen, Völlegefühl, Verstopfung usw. leiden. Außerdem binden die Faserstoffe Gift- und Fettstoffe im Darm, wirken somit sowohl entgiftend als auch cholesterin- und blutfettspiegelsenkend. Darüber hinaus ist Fenchel reich an Kalium (wichtig für

Heilen mit Fenchel

- Beseitigt Verstopfungen
- Hilft bei Darmstörungen wie Blähungen oder Völlegefühl
- Wirkt cholesterin- und blutfettspiegelsenkend
- Entwässert den Körper und entgiftet den Darm
- Steigert die Zelltätigkeit
- Kräftigt das Immunsystem
- Sorgt für bessere Nerven und gute Stimmungslage
- Entschleimt bei Husten und Schnupfen
- Wirkt auf sanfte Weise beruhigend und entspannend auf Gehirn und Nerven

Wasserhaushalt und Zellfunktion) und Vitamin C (für Immunsystem, mentale Frische). Schließlich enthält die Knolle noch zwölf wichtige Spurenelemente und 14 Aminosäuren (Eiweißbausteine) in idealer Zusammensetzung.
Aus Fenchel wird auch das ätherische Fenchelöl hergestellt, ein bewährtes Hausmittel bei Darmstörungen, Husten, Schleim im Nasen-Rachen-Raum. Aus den Früchten wird schließlich ein heilsamer Magen- und Darmtee gewonnen, der außerdem mild beruhigend wirkt (ideal für Kinder).

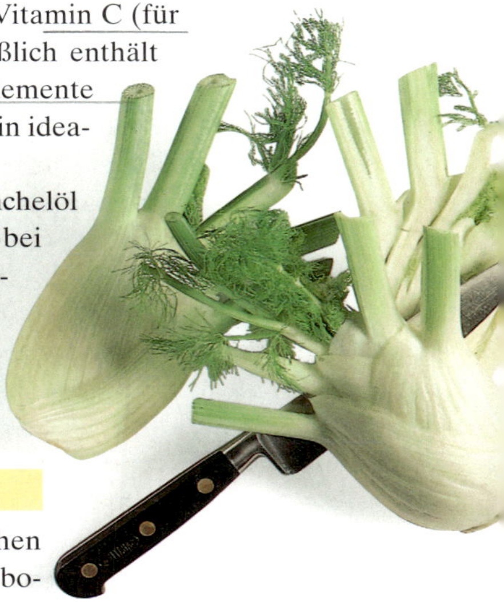

Warenkunde

Fenchel wird bei uns vorwiegend zwischen Herbst und Frühling als Importware angeboten und zählt deshalb zu den empfehlenswertesten Wintergemüsen.

Fenchel richtig zubereiten

Fenchel waschen, das Grün abtrennen, aber nicht wegwerfen. Klein gehackt kann es als würzendes Kraut und zur Garnierung verwendet werden. Die Stängel großzügig entfernen. Fenchel kann roh als Salat oder Rohkost gegessen werden, aber auch gekocht als Gemüse. Für Rohkost wird er sehr dünn aufgeschnitten (am besten in Ringe), beim Gemüsekochen wird die Knolle längs aufgeschnitten und geviertelt, eventuell auch in kleinere Stücke geschnitten. In wenig Salzwasser oder Dampf etwa 15 Minuten lang garen.
Fenchel hat zwar einen dominierenden Eigengeschmack, harmoniert jedoch ausgezeichnet mit anderen Gemüsen, saurem Obst und auch mit Gewürzen wie Zitronensaft, Koriander und Muskatnuss.

Der duftende Fenchel ist eines der ältesten Heilmittel aus der Natur und eine köstliche Beigabe zu Salaten.

Grünkohl – das Allroundgemüse

Der Grünkohl (auch Kraus- oder Winterkohl) kommt vermutlich aus dem Mittelmeerraum. Heute wird er vorwiegend bei uns angebaut. Er ist äußerst robust und widerstandsfähig gegen Kälte, überwintert sogar auf dem Feld und schmeckt eigentlich erst nach dem ersten Frost so richtig gut. Weil die kräftig gekräuselten Kohlblätter lange Wetter und Witterung trotzen, müssen sie auch – ähnlich wie wir Menschen – von der Natur durch Mineralstoffe und Vitamine geschützt werden. Diese Wirkstoffe gelangen in unseren Darm und helfen hier unserem Stoffwechsel. Das Beispiel Grünkohl macht deutlich, was Molekularbiologen und Genforscher erklären: So sehr unterschiedlich sind Mensch, Tier und Pflanze eigentlich gar nicht.

Grünkohl beinhaltet so viel Kalzium wie zwei Glas Milch. Gerade bei Milchunverträglichkeit oder Milcheiweißallergie ist Grünkohl der ideale Nahrungsersatz. Auch bei Osteoporosebeschwerden sollte er zweimal pro Woche auf dem Speiseplan stehen.

Biostoffe des Grünkohls

Grünkohl übertrifft alle anderen Gemüsesorten in seinem Gesamtreichtum an Vitaminen und Spurenelementen. Er saugt so ziemlich alles aus dem Erdreich, was an Biostoffen verwertbar ist. Dabei ist er arm an Kalorien,

Heilen mit Grünkohl

- Entgiftet den Darm und beseitigt Verstopfungen
- Baut zerstörte Darmschleimhäute schnell wieder auf
- Kräftigt sämtliche Schleimhäute im Körper
- Schützt die Körperzellen vor freien Radikalen
- Wirkt vitalisierend und verbessert die Stimmungslage
- Stoppt stressbedingte Alterungsprozesse
- Senkt die Cholesterin- und Fettkonzentrationen im Blut

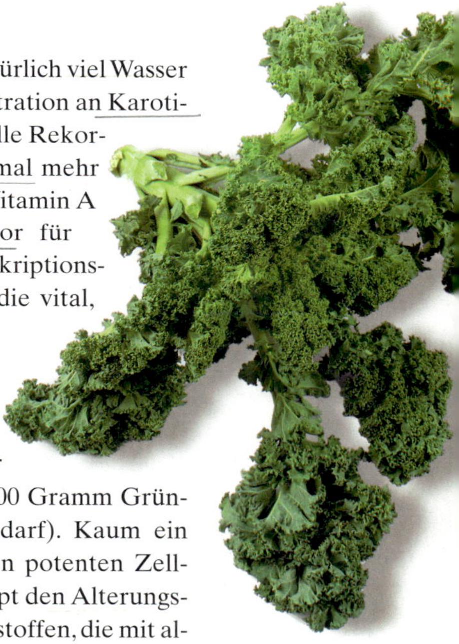

Eiweiß oder Kohlenhydraten (weil natürlich viel Wasser in ihm steckt). Aber allein die Konzentration an Karotinoiden bzw. Vitamin A schlägt schon alle Rekorde: viermal mehr als Brokkoli, sechsmal mehr als Erbsen, 40-mal mehr als Sellerie. Vitamin A ist der wichtigste Immunschutzfaktor für Schleimhäute und so genannter Transkriptionsfaktor für alle genetischen Impulse, die vital, optimistisch und dynamisch machen.
Grünkohl enthält alle B-Vitamine (außer Vitamin B12), darunter enorm viel Biotin (das Schönheitsvitamin für Haut und Haare). Außerdem enthält er respektable Mengen an Vitamin C (100 Gramm Grünkohl decken den normalen Tagesbedarf). Kaum ein Gemüse enthält mehr Vitamin E, den potenten Zellschutzstoff gegen freie Radikale (stoppt den Alterungsprozess). Grünkohl ist reich an Ballaststoffen, die mit allen Darmproblemen aufräumen.

Warenkunde

Nichts ist problemloser, als Grünkohl einzukaufen. Achten Sie darauf, dass er knackig ist und keine gelben Blätter hat. Weil Grünkohl bei uns heimisch ist, muss er auch nicht für Lagerung und Transport gespritzt werden. Grünkohl gibt es von etwa August bis März als Ernteware, ansonsten als ebenfalls empfehlenswertes Lebensmittel tiefgefroren aus der Tiefkühltruhe.

Grünkohl ist das ideale Wintergemüse – es wappnet den Körper gegen drohende Erkältungskrankheiten.

Grünkohl richtig zubereiten

Die Strünke entfernen, den Kohl zerkleinern und in Salzwasser garen (40 bis 50 Minuten Kochzeit). Wie alle nitratreichen Gemüse (Spinat, Kohlrabi) sollte auch Grünkohl nicht nochmals aufgewärmt werden.

Kartoffel – die vielseitige Knolle

Die Geburtsregion der Kartoffel sind die Hochanden in Südamerika. Bei den Inkas war die Kartoffel Hauptnahrungsmittel, doch nach Europa kam die Knolle frühestens 100 Jahre nach der Entdeckung Amerikas. Bei uns machte schließlich Preußenkönig Friedrich der Große den Erdapfel zur Volksnahrung. Inzwischen werden Kartoffeln in aller Welt geerntet, Hauptanbauland nach Russland und Polen ist Deutschland.

Warnhinweis
Unreife Kartoffeln bzw. grüne Teile von Kartoffeln enthalten das Pflanzengift Solanin, das neben Kopf-, Hals- und Bauchschmerzen sowie Durchfall auch ernsthafte Erkrankungen auslösen kann. Essen Sie daher nur reife Knollen, bzw. entfernen Sie grüne Stellen großzügig.

Biostoffe der Kartoffel

In der Kartoffel tummeln sich (bis auf Selen) nahezu alle wichtigen Mineralien und Spurenelemente. Das stärkehaltige Fruchtfleisch ist reich an Magnesium, Kalium, Phosphaten, und es enthält eine gute Portion Natrium und Kalzium. Diese Mineralien stehen in idealer Re-

Heilen mit Kartoffeln

- Regulieren den Wasserhaushalt im Körper
- Stimulieren den Transport aller Nährstoffe in die Zellen
- Bauen Knochensubstanz auf
- Kräftigen die Muskeln
- Stärken Herz und Kreislauf
- Aktivieren den gesamten Stoffwechsel, wirken entsäuernd
- Stimulieren das Wachstum (wichtig für Kinder)
- Kräftigen das Bindegewebe
- Regen die Hormonproduktion an
- Regulieren die Verdauung und beseitigen Verstopfungen
- Sorgen für mentale Frische, verscheuchen Müdigkeit

lation und balancieren z. B. eine zu salz-, zucker- und fettreiche Kost aus. Kalium wirkt entwässernd und ausschwemmend und ist für die Zellversorgung mit anderen Nährstoffen wichtig. Magnesium ist Lebensspender in allen Zellen, Kalzium und Phosphate sind Bestandteil der Knochensubstanz.

Kartoffeln enthalten 20 Milligramm Vitamin C pro 100 Gramm. In der Schale stecken B-Vitamine und Spurenelemente, sehr viel Niazin (für den Stoffwechsel von Kohlenhydraten, Eiweiß und Fett), Folsäure (für Nerven, Blutbildung, Wachstum) und Zink (für Bindegewebe und Hormonproduktion). Ihre hochwertigen Kohlenhydrate sind komplexer Natur; sie werden im Darm aufgespalten und dem Blut zugeführt. Auf diese Weise versorgen sie Nerven und Gehirn mit dem Brennstoff Glukose, und sie heben den Blutzuckerspiegel.

Ihr Reichtum an Nährstoffen und Stärke machte die Kartoffel seit ihrer Einführung in Europa zum wichtigsten Grundnahrungsmittel.

Warenkunde

Besser zu kleineren Kartoffeln greifen, die großen sind häufig intensiv behandelt (erhöhter Nitratgehalt sowie Kadmium- und Bleibelastung). Beim großflächigen Anbau werden nach der Ernte Strunk- und Wurzelreste im Ackerboden chemisch zersetzt, schädliche Insektizide, Pestizide und Herbizide verseuchen die Böden dann endgültig. Die Kartoffel saugt diese Gifte auf und gibt sie an uns weiter.

Kartoffeln richtig zubereiten

Biokartoffeln am besten mit der sehr nährstoffreichen Schale verwenden. Ansonsten die Pelle unbedingt vor oder nach dem Kochen entfernen. Beim Einkellern die unempfindlicheren spät reifenden Sorten verwenden.

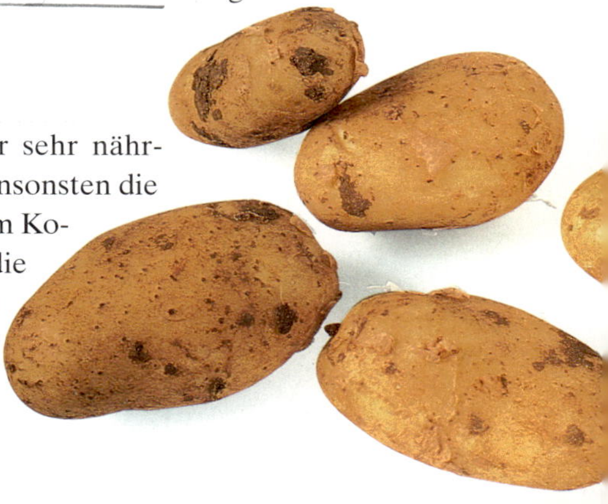

Kürbis – der bunte Gigant

Kürbisse bilden eine ganze Familie von Gewächsen – vom Riesenkürbis (Cucurbita maximus) bis zu den kleinen Pâtissons und natürlich den Zucchini. Die wichtigste Unterscheidung zwischen Sommer- und Winterkürbissen erfolgt nach der Dicke von Haut oder Schale.

Vor einigen hundert Jahren gab es den Kürbis nur in Mittelamerika. Über Nordamerika gelangte er nach Europa, wo er von vielen Klein- und Schrebergärtnern angepflanzt wurde. Geerntet wird ab September. Für den Export eignen sich die Früchte mit 30 oder mehr Kilogramm wegen der hohen Transportkosten wenig. Kürbiskerne hingegen oder das aus ihnen gewonnene wertvolle Kürbiskernöl stammt häufig aus osteuropäischen Ländern wie Russland, Ungarn oder Rumänien.
Mit Fleisch und Saft dieses großen und sehr schweren Gurkengewächses können Sie erfolgreiche Diäten starten und Speckpolster einschrumpfen. Kürbiskerne verzögern außerdem menschliche Alterungsprozesse.

Biostoffe des Kürbisses

Das Fruchtfleisch ist außerordentlich reich an Wasser und Ballaststoffen und wirkt verdauungsfördernd. Dabei werden Toxine (Gifte) ebenso gebunden und ausgeschieden wie Gallenstoffe und Fettsubstanzen. Enzyme

Heilen mit Kürbis

- Fördert die Verdauung und entgiftet den Darm
- Senkt den Blutfettspiegel, entlastet die Bauchspeicheldrüse
- Hilft beim Abbau von Speckpolstern
- Wirkt harntreibend, hilft bei Nieren- und Prostataleiden
- Kräftigt das Immunsystem
- Stärkt die Schutzhülle der Nerven, wirkt dadurch beruhigend
- Versorgt den Körper mit Vitamin A

im Nahrungsbrei entlasten die Bauchspeicheldrüse. Die gelbe Farbe des Kürbisses stammt von den Karotinoiden, der Lieblingsspeise des Immunsystems.
Kürbissaft ist der beste Gemüsetrank: Alle Vitamine und Mineralien wie Kupfer, Eisen, Magnesium oder Kalium sind optimal aufeinander abgestimmt. Noch gehaltvoller sind die Kürbiskerne. Sie bestehen bis zu 45 Prozent aus hochwertigen ungesättigten Fettsäuren, wie sie der Stoffwechsel für Zellatmung, Zellwandbau, Cholesterintransport, Drüsentätigkeit, für Haut und Schleimhäute benötigt. Kürbiskerne helfen indirekt dem Vitamin D beim Kalziumstoffwechsel, und sie helfen auch beim Umbau von Karotinoiden in das bioaktiv verwertbare Vitamin A. Darüber hinaus sind Kürbiskerne reich an Nukleinsäuren. Diese eiweißähnlichen Moleküle verjüngen und reparieren Körperzellen und sorgen für gesundes Wachstum.

Ob mild oder scharf, ob als Suppe oder als Gratin: Kürbisse bringen Farbe in den Speiseplan.

Warenkunde

Beim Einkauf sollte die harte und ungenießbare Schale des Kürbisses einen unversehrten Eindruck machen. Kleinere Kürbisse enthalten relativ mehr wichtige Biostoffe. Beim Kauf von Kürbisstücken sollten Sie der Frische wegen ausländische Obstläden, wo wahrscheinlich mehr Kürbis verkauft wird, bevorzugen.

Kürbisse richtig zubereiten

Das Fruchtfleisch aus der Schale schneiden, die Schale wegwerfen. Die glitschigen, flachen Kerne werden aus dem Kerngeflecht herausgewaschen und getrocknet.

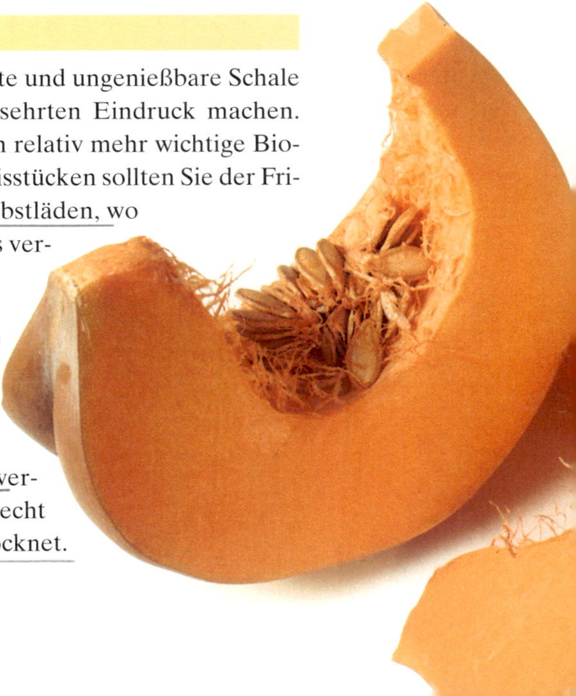

Linsen – die kleinen Eiweißpillen

Woher die Linsen ursprünglich genau kommen, weiß niemand so recht. Das spielt auch keine Rolle: Sie werden heute in der ganzen Welt angebaut. Leider haben wir sie ein wenig aus unseren Gärten verdrängt – und so müssen wir sie heute als Importware kaufen (z. B. aus der Türkei). Unter Kennern sind Linsen längst keine Mauerblümchen mehr, sondern willkommener Ersatz für viele andere, weniger wertvolle Lebensmittel.

Linsen enthalten einen hohen Anteil an Zink. Wir leiden fast alle an einem Defizit dieses Spurenelements, des Enzymspenders bei der Produktion von Hormonen, beim Bau eines festen Bindegewebes, für Libido und Potenz und nicht zuletzt für die Ausprägung unserer Gene in den Zellkernen.

Biostoffe der Linsen

Der Eiweißanteil der Linsen kann sich sehen lassen: 25 bis 30 Prozent an allerbesten essenziellen Aminosäuren, also viel bioaktiv verwertbares Eiweiß. Damit bieten sich Linsen (neben Sojabohnen und Bohnen) als gute Alternative zu Fleischgerichten an. Außerdem sind

Heilen mit Linsen

- Vitalisieren durch Eiweiß und sättigen ohne viele Kalorien
- Regulieren den Blutzuckerspiegel und helfen somit gegen Müdigkeit und Leistungsschwäche
- Kräftigen die Nerven und die Gehirnleistung
- Liefern Eisen für die Blutbildung und für die Sauerstoffversorgung der Zellen
- Wirken entwässernd
- Helfen bei Nieren- und Blasenbeschwerden
- Stimulieren die Hormonproduktion
- Helfen bei der Verjüngung des Bindegewebes
- Aktivieren Libido, Orgasmusfähigkeit und Potenz
- Machen Gene im Zellkern aktionsfähig, sorgen so für Vitalität und geistige Frische

die Hülsenfrüchte reich an Kohlenhydraten (Anteil ca. 50 Prozent), sie sättigen also stark. Diese Kohlenhydrate sind komplexer Natur (im Gegensatz zu denen in Nudeln, poliertem Reis und hellen Mehlprodukten, die im Darm nur langsam zersetzt werden), so dass die enthaltene Glukose im steten Strom dem Blut und den Zellen zugeführt wird. Dies ist besonders wichtig für Gehirn und Nerven, die kontinuierlich mit Kohlenhydraten versorgt werden müssen. Linsen gehören außerdem zu den besten Eisenlieferanten: wichtig vor allem für Frauen, die während der Monatsregel viel Blut und damit Eisen verlieren. Schließlich enthalten Linsen neben dem knochenkräftigenden Kalzium viel Kalium, das einer Fehlernährung mit zu viel Salz, Fleisch oder Wurst gegensteuert und dabei entwässernd und abspeckend wirkt.

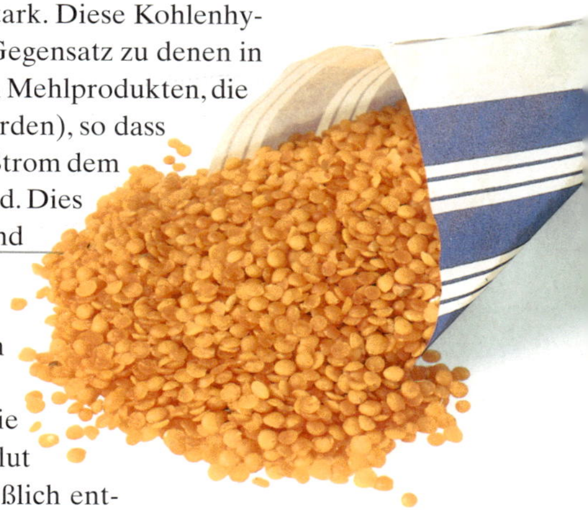

Warenkunde

Je kleiner Linsen sind, desto mehr entwickeln sie ihren feinen Eigengeschmack, denn das Aroma steuern vorwiegend die Schalen bei. Im Handel gibt es viele Sorten dieser Hülsenfrucht: weich oder fest kochende, klein- oder großkörnige, grüne, gelbe oder rote (geschälte).

Vor allem für Vegetarier sind Linsen der beste Eiweißlieferant.

Linsen richtig zubereiten

Linsen über Nacht in kaltem Wasser einweichen, damit das zellulosefeste Pflanzengerüst weich wird und seine Nährstoffe preisgeben sowie kochfähig werden kann. Linsen kann man auch mit kaltem Wasser aufsetzen und dann zum Kochen bringen. Wenn man sie trocken ins kochende Wasser gibt, bleiben sie hart und ungenießbar.

Mangold – die Wiederentdeckung

Mangold ist ein Stängel- und Blattgemüse, das mit dem Spinat verwandt ist, wegen seiner geringeren Ergiebigkeit und der größeren Kälteempfindlichkeit aber von diesem allmählich verdrängt wurde. Bekannt war Mangold schon bei den alten Römern, ausgebreitet hat er sich vornehmlich bis Norditalien, in die Schweiz und nach Frankreich. Wie viele andere Gemüsesorten erlebte das schon fast vergessene Gänsefußgewächs in den letzten Jahren eine wahre Renaissance: eine willkommene Alternative zu Spinat, Wirsing oder anderen grünen Blattgemüsen.

Warnhinweis
Mangold ist – je nach Herkunft – möglicherweise noch reicher an Oxalsäure (Kleesäure) als Spinat. Diese Pflanzensäure bildet im Darm mit Kalzium unlösliche Verbindungen und vermindert bei übermäßigem Verzehr die Bioverwertbarkeit dieses wichtigen Knochenminerals. Daher Mangold nie ein zweites Mal aufwärmen.

Biostoffe des Mangolds

Mangold ist reich an Ballaststoffen, dem besten Freund unserer Darmschleimhäute und der Darmflora. Diese Faserstoffe aus Zellulose binden Wasser (und damit auch Fett- und Giftstoffe), beschleunigen die Darmpassage des Nahrungsbreis und beseitigen auf diese Weise

Heilen mit Mangold

- Belebt Gehirn und Nerven, wirkt vitalisierend
- Hilft bei Nervosität, Konzentrationsmangel und Müdigkeit
- Beseitigt Verdauungsstörungen und entgiftet den Darm
- Wirkt blutfettspiegelsenkend
- Kräftigt Immunsystem, Herz und Muskeln
- Schützt alle Schleimhäute im Körper
- Festigt Knochen und Zähne
- Kurbelt die Blutbildung und Zellatmung an
- Aktiviert die Hormonbildung und mentale Frische

Verstopfungen und andere Verdauungsbeschwerden nach dem Motto: Je kürzer Nahrung im Darm verweilt, desto weniger kann sie zu gären und zu faulen anfangen. Hohe Konzentrationen an Kalzium (für Knochen und Zähne), Eisen (für Blutbildung und Zellatmung), Magnesium (für Muskel- und Herzfunktion) und Vitamin C (für Immunschutz, körperliche und geistige Frische) machen Mangold darüber hinaus sehr wertvoll.

Reich an komplexen Kohlenhydraten: Mangold ist ein exzellenter Glukoselieferant für Gehirn und Nerven.

Warenkunde

Frischen Mangold gibt es bei uns vorwiegend im Frühsommer, zwischen Mai und Juli. In dieser Zeit sollten Sie schnell zugreifen, da er nicht gerade flächendeckend angeboten wird. Der Blatt- oder Schnittmangold mit seinen dünneren Blättern ist etwas beliebter als der Stielmangold; dieser hat jedoch den Vorteil, das auch seine Stängel gut verwertbar sind – sie können wie Spargel zubereitet, also auch blanchiert und dann kalt als Salat gereicht werden.

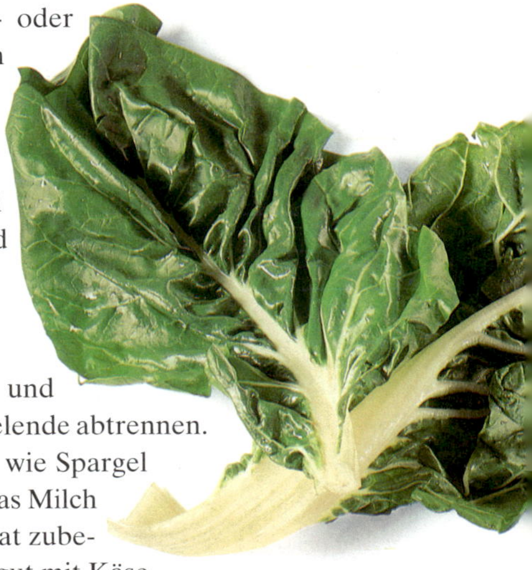

Mangold richtig zubereiten

Die Stiele putzen, von Blattresten und Flecken reinigen sowie das holzige Stielende abtrennen. Waschen, dann ganz oder geschnitten wie Spargel garen. Eventuell dem Kochwasser etwas Milch zugeben. Das Blattgrün wird wie Spinat zubereitet und harmoniert im Geschmack gut mit Käse (z. B. mit Parmesan bestreut oder mit Emmentaler oder Mozzarella überbacken). Mangold sollte zusammen mit Vitamin-C-reichem Zitronensaft oder mit Paprikaschoten serviert werden. So kann die Bildung von Nitrosaminen, die Krebs erregend wirken, verhindert werden.

Möhre – die Überlebenskünstlerin

Möhren (auch Mohrrüben, gelbe Rüben oder Karotten) sind ein Wurzelgemüse, dem es in unseren mitunter rauen Wetterlagen ausgesprochen gut gefällt. Das sieht man der Möhre auch an, und man merkt es, wenn man in sie hineinbeißt: sehr zellulosehaltig, die Nährstoffe fest darin verpackt, um sie ja nicht preiszugeben. Nur deshalb können die widerstandsfähigen Möhren bei uns praktisch das ganze Jahr über angebaut werden.
Schon für Babys ist das süße Karottenmus die ideale Nahrung. Als schnelle Zwischenmahlzeit, als Rohkost oder Salatbestandteil und als Bestandteil der Gemüsetafel: Möhren sind aus der Küche nicht wegzudenken!

Um das Beta-Karotin der Möhre in Vitamin A umzubauen, benötigt unser Organismus ausreichend Vitamin E, Zink, Eisen und Schilddrüsenhormone. Insofern sollte man Möhren immer mit Gemüsesorten kombinieren, die reich an Zink oder Eisen sind, oder sie mit Vitamin-E-haltigem (Keim-)Öl servieren.

Biostoffe der Möhre

Den wichtigsten Wirkstoff der Möhre erkennt man an der Farbe Orange: Der Pflanzenfarbstoff Beta-Karotin ist die Vorstufe für das lebenswichtige Vitamin A.

Heilen mit Möhren

- Wehren freie Radikale und andere Schädlinge ab
- Kräftigen alle Schleimhäute im Körper
- Aktivieren den Zellstoffwechsel
- Wirken verjüngend und stoppen Alterungsprozesse
- Lassen Haare und Nägel wachsen
- Sorgen für schöne Haut
- Stärken die Immunkräfte
- Verbessern das Sehvermögen, helfen bei Nachtblindheit
- Stärken Herz und Kreislauf
- Aktivieren die Spermienbildung, erhöhen die Zeugungsfähigkeit des Mannes

Möhren halten den Vitamin-A-Rekord: In 100 Gramm sind 28 000 Internationale Einheiten des Vitamins enthalten, 2000-mal mehr als in Blumenkohl. Feldhasen sind ganz scharf darauf, um sich in manchmal grimmiger Kälte gegen Infektionen und andere Krankheiten zu schützen.

Und noch einen Trumpf hat die Möhre zu bieten: ihren enormen Reichtum an Selen, dem wichtigsten Spurenelement im Immunsystem. Das seltene und sehr kostbare Spurenelement (unser Stoffwechsel braucht davon täglich nur 80 millionstel Gramm) ist in unseren Ackerböden und -früchten nur spärlich vertreten, deshalb leiden wir fast alle unter Selenmangel – besonders wenn wir unter Stress stehen. Selen ist auch unersetzlich für Herzfunktion und Kreislauf, Sehschärfe sowie die Zeugungsfähigkeit des Mannes. Das Mineral ist Kern des Enzyms Glutathionperoxidase, das auch unsere Körperzellen unerbittlich gegen Feinde schützt.

Das Beta-Karotin der Möhre ist eine Wunderwaffe in unserem Immunsystem.

Warenkunde

Möhren gibt es ganzjährig, weil sie in Kühlräumen nahezu unbegrenzt haltbar sind. Frühsorten mit Laub (Bundkarotten genannt) sind weniger lange lagerfähig.

Möhren richtig zubereiten

Die Möhre gibt ihren Reichtum, speziell an Karotinoiden und Selen, nicht freiwillig her: Die harten, zellulosehaltigen Möhrenzellen wollen gekocht sein, am besten mit der Zutat von ein wenig Fett oder Öl. Die Karotinoide sind fettlöslich, sie können ohne Fett auch nicht aus dem Darm ins Blut und zu den Zellen gelangen.

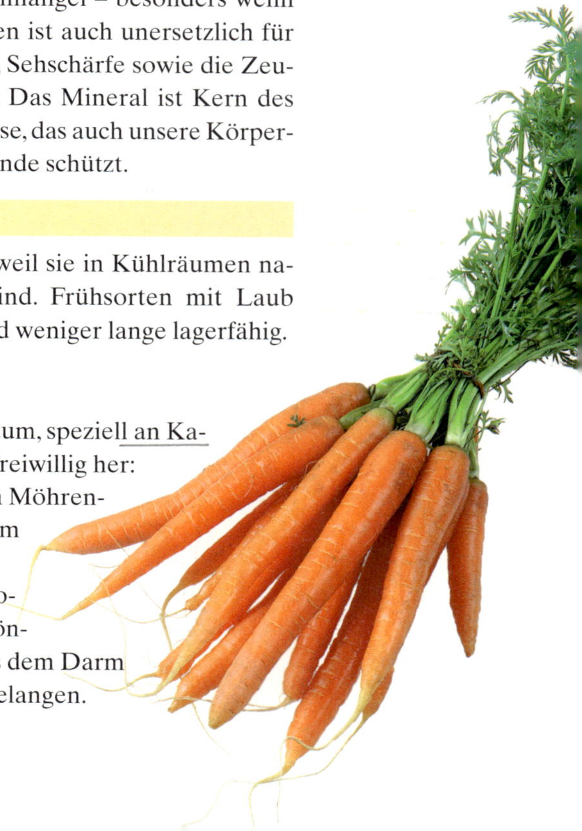

Paprika – feuriger Farbklecks

Die leuchtend grünen, roten oder gelben Paprikaschoten lieben die Tropen mit ihrem feuchtwarmen Klima, denn in Süd- und Mittelamerika stand einst ihre Wiege. Inzwischen wachsen sie auch im gesamten Mittelmeerraum, in Nordafrika oder Asien.
Heißblütig und leidenschaftlich – der Paprika macht dem eingeschlafenen Stoffwechsel Beine. Zu diesem Zweck enthält er eine Reihe hochkarätiger Wirkstoffe. Paprika ist ein Heilgemüse erster Güte. So mancher mit Befindlichkeitsstörungen und Beschwerden behaftete Zeitgenosse könnte sich die Wege zum Arzt sparen – würde er nur öfter mal Paprika auf den Teller bringen.

Warnhinweis
Übermäßiger Verzehr von Paprika kann wegen der gerinnungshemmenden Inhaltsstoffe eine vorhandene Blutungsneigung verstärken (z. B. Nasenbluten) und die Wundheilung verzögern. Bei akuter Magenschleimhautreizung oder -entzündung können Paprikawirkstoffe die Symptome verstärken.

Biostoffe des Paprikas

Der wichtigste Wirkstoff in dieser auch als spanischer Pfeffer bezeichneten Hohlfrucht ist Kapsaizin, seit ewigen Zeiten Heilmittel bei Durchblutungsstörungen. Die

Heilen mit Paprika

- Hilft bei Durchblutungsstörungen
- Lindert Venenleiden, Krampfadern und Hämorrhoiden
- Kräftigt Herz und Kreislauf
- Wirkt vorbeugend gegen Migräne
- Stärkt die Schleimhäute im Körper
- Verbessert die Sehkraft
- Aktiviert den Zell- und Eiweißstoffwechsel
- Festigt das Bindegewebe
- Erhöht die Drüsenaktivität für mehr Dynamik und Libido
- Verbessert die Konzentrationsfähigkeit

Substanz verhindert die Blutgerinnung, macht Blut dünnflüssiger, befreit somit von Symptomen wie kalten Händen oder Füßen, Schwindelgefühlen, Kreislaufschwäche usw.

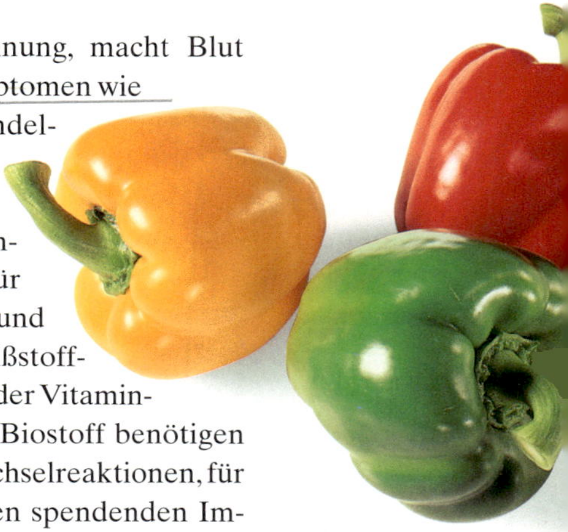

Darüber hinaus enthalten Paprikaschoten als Pflanzenfarbstoffe reichlich Karotinoide (Provitamin A, für Schleimhautschutz, gesunde Augen und Zellvitalität), Vitamin B6 (für Eiweißstoffwechsel), und vor allem sind sie eine der Vitamin-C-reichsten Gemüsesorten. Diesen Biostoff benötigen wir für unzählige chemische Stoffwechselreaktionen, für das Immunsystem und für die Leben spendenden Impulse unserer Drüsen. Nicht zuletzt ist Paprika reich an dem Spurenelement Zink (wichtig für Bindegewebe, Sexualität, Hormonproduktion und Gehirn).

Warenkunde

Importierte Paprika gibt es bei uns das ganze Jahr über. Grüne Paprika sind nicht ganz reif. Die höchsten Vitaminkonzentrationen (C und A) haben die roten Schoten. Die verschiedenen Handelsklassen sind nach Größe und Sorte geordnet. Am besten schmecken die dicken, drallen Früchte. Die Paprikaschoten in unseren Gemüseregalen stammen vorwiegend aus den Balkanländern, Italien oder Spanien. Gemessen an Wirkstoffreichtum und Geschmackskraft zählt die Paprika zu den preiswertesten Gemüsen überhaupt.

Zum rohen Genuss sollte der Paprika erst kurz vor dem Verzehr zubereitet werden.

Paprika richtig zubereiten

Paprikaschoten waschen, Stielansätze abtrennen, am Stielende großzügig aufschneiden und den gesamten Kernbereich herausschaben. Schoten nach Belieben in Ringe, Streifen oder kleine Stücke schneiden.

Natürlich fit mit etwas Sport

Ein Hauptgrund für körperliche Beschwerden und schnelle Alterungsprozesse ist neben einseitiger und wenig natürlicher Ernährung oft auch der Mangel an Bewegung. In der freien Natur lebende Tiere bewegen sich tagtäglich, haben weder Probleme mit Übergewicht noch Zivilisationskrankheiten wie Herz-Kreislauf-Probleme. Mit ein wenig Sport können wir dafür sorgen, dass unser Körper bis ins hohe Alter fit bleibt, die Gelenke nicht einrosten und die Stoffwechselfunktionen reibungslos arbeiten.

Wandern

Spazieren gehen im flotten Wandertempo mit etwa fünf bis sechs Kilometern pro Stunde belastet das gesamte Skelett und stärkt einen erheblichen Teil der Körpermuskeln – nicht nur der Beinmuskulatur. Wandern ist die physiologisch günstigste Form der Bewegungstherapie, sozusagen der Ursport überhaupt. Wandern kräftigt den Kreislauf ebenso wie Sehnen und Bänder und ist ideal für Fitnesseinsteiger. Wandern führt zwar im Gegensatz zu isometrischen Übungen kaum zu Muskelaufbau, aktiviert aber Herztätigkeit und Körperdurchblutung.

Bei längeren Wanderungen sollten Sie nach jeder Stunde einen kleinen Glukosehappen essen, beispielsweise eine Banane, ein belegtes Brot, einen Kohlenhydratriegel o. Ä., damit die Kondition und der Spaß am Wandern erhalten bleiben. Mit der Umstellung auf fettzehrende Kost führt diese Sportart innerhalb eines Jahres zu einem Gewichtsverlust von sechs bis acht Kilogramm – und das ohne jede Kalorieneinschränkung.

Radfahren

Radfahren, egal ob mit dem Mountainbike, dem Rennrad oder dem ganz gewöhnlichen Drahtesel, ist eine Ausdauersportart mit sehr speziellen Nährstoffbedürfnissen. Wie beim Wandern werden auch beim Radsport Muskelpartien im gesamten Körper beansprucht. Anfangs sollte man besser nicht auf Rekordjagd gehen, dreimal wöchentlich bis täglich 20 Minuten lange Ausflüge in wechselndem Gelände (Ebene, Hügel, kleine Berge) sind ideal. Diese Dosis kann man dann langsam steigern. Aber auch später sollte man nur selten am Limit fahren. Vor dem Radfahren sollte man sich nicht den Bauch vollschlagen; eine leichte Glukosemahlzeit (etwas Spaghetti mit Käse oder ein Tomatenrisotto), eine Stunde bevor man in den Sattel steigt, ist hingegen sehr zu empfehlen. Für unterwegs sollte man Vollkornriegel, Puffreisschokolade, Kekse oder Bananen mitnehmen. Das ideale Getränk ist selbst gepresster Orangensaft, mit Wasser und etwas Salz versehen. Das ersetzt den Verlust an Elektrolyten.

Schwimmen

Wenn es überhaupt einen perfekten Sport gibt, dann ist es Schwimmen: Es kräftigt schlaffe Muskeln, ohne sie zu harten Wülsten werden zu lassen, entspannt den Körper, kräftigt den Kreislauf und befreit von Stressdruck. Schwimmen stärkt vor allem Rücken- und Bauchmuskeln. Insbesondere Rückenschwimmen kann rasch von quälenden Rückenschmerzen befreien. Für Übergewichtige ist Schwimmen der Idealsport, weil Wasser gut trägt und damit die Gelenke entlastet werden.

Wer viel schwimmt, sollte auf eine ausreichende Versorgung mit Eisen und Vitamin C achten. Eisen ist in höchster Bioverfügbarkeit in Sojabohnen und Weizen enthalten, aber auch in säuerlichen Obstsorten reichlich vorhanden. Außerdem kann Eisen aus sämtlichen Lebensmitteln bezogen werden, die Zitronen- oder Askorbinsäure (Vitamin C) enthalten, also aus Möhren, Kartoffeln, Brokkoli, Rüben, Kürbis, Kohl oder Sauerkraut.

Skilanglauf

Wenn wir das ganze Jahr über Schnee hätten, bräuchten wir gar keine andere Sportart mehr als den Skilanglauf. Am meisten würden sich unser Herz und unser Kreislauf darüber freuen, die durch so manche Sportart mehr gepeinigt als aufgebaut werden. Stockarbeit und Beinschub steigern die Durchblutung des ganzen Körpers, von den Zehenspitzen bis in die Haarwurzeln, und bringen ihn zum Schwitzen.

Mit den Biosubstanzen Eisen, Karnitin, Cholin und Vitamin C lässt sich jede Minute Skilanglauf als Fitmacher in seiner physiologischen Wirkung erheblich multiplizieren. Soja liefert viel Eisen, Eier hemmen dagegen die Eisenaufnahme. Karnitin ist reich in rotem Skelettmuskelfleisch enthalten, kann aber vom Organismus auch aus pflanzlichen Aminosäuren (Eiweißbausteinen) zusammengebastelt werden. Cholin ist Hauptbestandteil von Sojalezithin (aus dem Reformhaus) und sorgt für die Übermittlung der Nervensignale zu den Muskeln.

Porree – echtes Vollwertgemüse

Der Porree oder Lauch hat seinen Ursprung in südlichen Ländern; inzwischen wird er auch bei uns auf freiem Feld oder im Treibhaus angebaut. Wie der Knoblauch wächst Porree aus einer zwiebelähnlichen Wurzel. Der Vorteil gegenüber seinen Geschwistern, vor allem der Zwiebel: Die schwefelhaltigen Würz- und Aromastoffe stecken vorwiegend in den Schaftblättern und machen aus dem Lauch ein vollständig nutzbares, herzhaftes Gemüse. Porree wird daher auch gern, zusammen mit anderen Gemüsesorten wie Sellerie oder Möhren, als Suppengemüse verwendet.

Frauen, die häufiger an Blasenentzündungen zu leiden haben, sind gut beraten, wenn sie ab und zu Lauch essen. Das Senföl Allizin wird über die Nieren in die Harnblase ausgeschieden. Hier kann es seine antibakterielle Wirkung entfalten.

Biostoffe des Porrees

Das Lauchöl enthält Allizin, einen geruchs- und geschmacksbildenden Schwefelstoff mit vorzüglichen vorbeugenden, lindernden und heilenden Eigenschaften. Kaum verzehrt, räumt Porree in Magen und Darm schon gehörig mit Beschwerden verursachenden Bakterien und Pilzen auf. Ebenso wie Knoblauch und Zwiebeln wirkt auch Porree fettsenkend. Eine Wochenkur (täglich

Heilen mit Porree

- Fördert die Durchblutung
- Reinigt Magen und Darm von Bakterien und Pilzen
- Hilft bei Blähungen und Durchfall
- Senkt Cholesterin- und Blutfettspiegel
- Kurbelt die Darmpassage an, hilft bei Verstopfung
- Hilft bei Venenbeschwerden wie z. B. Krampfadern
- Beugt Hämorrhoiden vor
- Unterstützt den Aufbau von neuem, frischem Bindegewebe

200 Gramm Lauch) kann den Cholesterin- und Fettspiegel im Blut erheblich absenken. Außerdem ist der Lauch ein Vorbeugungs- und Linderungsmittel bei Venenbeschwerden wie z. B. Krampfadern. Dies liegt an den fibrinolytischen Eigenschaften seiner Wirkstoffe: Sie wirken einer Blutverdickung entgegen, machen das Blut dünnflüssiger, so dass es sich weniger stark in Auswölbungen und Taschen der Venen sammelt. Porree ist auch wirksam gegen altersbedingte Gefäßveränderungen. Das Lauchgewächs zieht aber auch Spurenelemente aus dem Boden, insbesondere Zink (für Bindegewebe, Gefäßwände, Hormonproduktion, Libido), Mangan (für Gesamtstoffwechsel, Sexualität, Haar- und Hautfarbe) und Selen (für die Immunabwehr).

Porree ist das ideale Darmgesundheitsgemüse – vor allem für ältere Menschen.

Warenkunde

Porree mag den frühen Sommer. Der in diesem Zeitraum gereifte Lauch entwickelt das feinste Aroma und die zartesten Blätter. Lauch oder Porree soll geschlossene Blätter haben und von fester Konsistenz sein. Winterporree enthält weniger Aroma als Frühsommerware, bleibt aber trotzdem höchst empfehlenswert.

Porree richtig zubereiten

Die Blätter aufschlitzen, dann den Porree gründlich waschen und spülen. Von den grünen, nährstoffreichen Blättern möglichst viele verwenden, lediglich faulende Blätter abtrennen. In längere Stücke oder schmälere Ringe schneiden und in Salzwasser kochen. Zuerst die grünen Lauchteile in den Topf geben, danach das weiße, in der Erde gebleichte Wurzelstück.

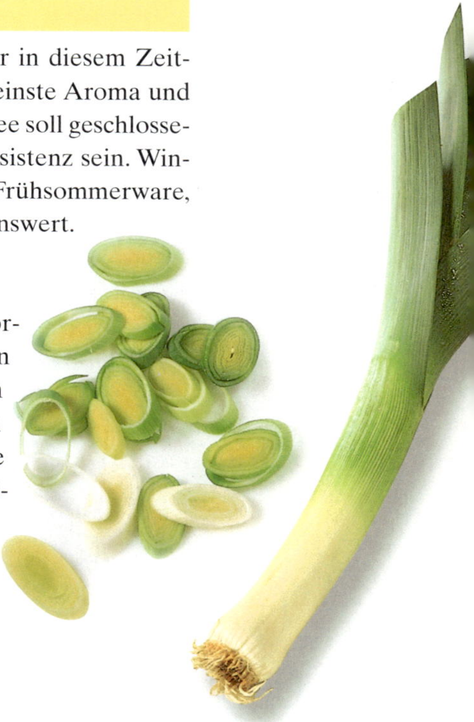

Rosenkohl – Nervenfutter im Winter

Folsäure ist insbesondere für Kinder wichtig, weil sie für die Blutbildung und für das Zellwachstum unverzichtbar ist. Das B-Vitamin ist am Zusammenbau der Nukleinsäuren in unseren Zellkernen beteiligt – und damit an einer verjüngenden Gewebeneubildung auch bei älteren Menschen.

Rosenkohl werden die Kohlsprossen bzw. Seitenknospen einer speziellen Kohlart genannt. Wie zarte, grüne Blumen unter den oft grobschlächtigen Kohlsorten wirken seine kleinen, zierlichen Knollen. Wegen seines insgesamt geringeren Wasseranteils schmeckt Rosenkohl feiner und würziger als Weißkohl. Rosenkohl ist nicht nur ein exzellenter Nährstofflieferant – er schmeckt dabei auch noch ausgesprochen gut.

Biostoffe des Rosenkohls

Der hohe Gehalt an Thiamin (Vitamin B1) und Folsäure macht Rosenkohl zum Idealgemüse für alle Menschen, die unter Müdigkeit und Konzentrationsmangel leiden oder denen Lebenskraft und Vitalität fehlen. Thiamin bildet gemeinsam mit dem Spurenelement Mangan und bestimmten Proteinen im Stoffwechsel le-

Heilen mit Rosenkohl

- Hilft gegen Müdigkeit und Antriebsarmut
- Sorgt für geistige Frische und bessere Konzentrationsfähigkeit
- Aktiviert die Blutbildung und damit die Sauerstoffversorgung der Körperzellen
- Kurbelt das Zellwachstum an, sorgt für starkes Bindegewebe
- Bringt Glanz ins Haar, macht die Haut geschmeidig
- Verbessert die Stimmungslage
- Wirkt entwässernd und hilft beim Abspecken
- Entschlackt den Darm und beseitigt Verstopfung
- Sorgt für mehr Vitalität und Lebenskraft
- Kräftigt das Immunsystem

benswichtige Enzyme, vor allem für die Glukoseversorgung von Nerven und Gehirn. Gut, dass Rosenkohl auch außerordentlich reich an Mangan ist.

Thiaminmangel ist häufig Ursache schlechter schulischer Leistungen von Kindern. Schuld daran ist auch die Tatsache, dass Thiamin im Körper nicht gebunden werden kann, also ständig mit der Nahrung neu zugeführt werden muss. Eine einseitige Kost enthält kaum Thiamin und noch weniger Mangan – Rosenkohl kann hier für Ersatz sorgen.

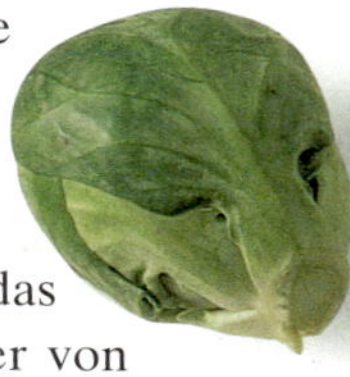

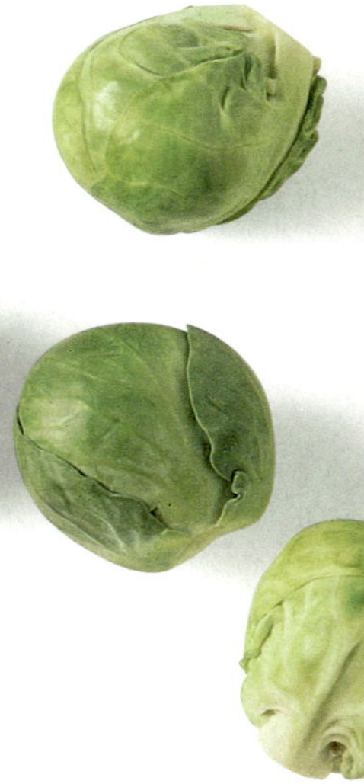

Rosenkohl enthält auch viel Kalium, das entwässernd wirkt und als Gegenspieler von Natrium den Nährstofftransfer aus dem Blut in Körperzellen verbessert. Rosenkohl entsäuert und entschlackt. Sein Reichtum an Ballaststoffen wirkt darmregulierend und beseitigt Verstopfungen. Der hohe Vitamin-C-Gehalt kräftigt das Immunsystem.

Warenkunde

Rosenkohl gibt es den ganzen Winter über, von Oktober bis Ende März. Je grüner die kleinen Röschen, desto frischer und nährstoffreicher sind sie. Rosenkohl wird bei uns im Freien wie im Gewächshaus angebaut; daneben gibt es Importware in verschiedenen Qualitätsklassen. Tiefgefrorene Ware enthält nur wenig Thiamin (Vitamin B1), das weder Frost noch Hitze verträgt.

Rosenkohl richtig zubereiten

Fleckige, faulende Blättchen abschneiden, dann gut waschen und spülen. Auf keinen Fall zu lange garen, sonst wird das äußerst verletzliche Thiamin zerstört. Rosenkohl muss knackig bleiben, darf nicht zu weich und matschig gekocht werden.

Wer unter Stress und Leistungsdruck steht, sollte zur Nervennahrung Rosenkohl greifen.

Rote Bete – die Glücklichmacherin

Rote Bete, auch rote Rübe oder Rahne genannt, ist robust, widerstandsfähig und schon immer auf unseren Böden zu Hause. Es gibt Gemüsesorten, die der Roten Bete in puncto Vornehmheit und Geschmack überlegen sind. Aber in einem ist diese Rübe unschlagbar: Sie ist einer der besten Jungmacher unter allen Gemüsen.

Ein Defizit an Folsäure ist die am weitesten verbreitete Vitaminmangelerscheinung. Ein Folsäureschub durch Rote Bete stimuliert u. a. die Produktion von Hormonen und Nervenreizstoffen wie z. B. Dopamin und Noradrenalin, die für unser mentales Wohlbefinden sorgen.

Biostoffe der Roten Bete

Rote Beten sind wählerisch, wenn es darum geht, dem Erdboden beim Wachsen und Reifen Nährstoffe zu entziehen: Sie entwickeln eine spezielle Vorliebe für Silizium. Dieses kommt zwar überall auf unserem Planeten in Massen vor (etwa in Quarzsand), unser Körper kann es aber nur selten nutzen. Im Gegensatz zu Fleisch bie-

Heilen mit Roten Beten

- Bauen das Bindegewebe auf
- Festigen die Haut, stärken Gefäßwände, kräftigen Knochen
- Neutralisieren und entfernen Giftstoffe, speziell im Gehirn
- Fördern das Zellwachstum und reparieren Zellkerne
- Sorgen für mehr Magensäure, damit für eine bessere Eiweißverwertung
- Aktivieren die Produktion roter Blutkörperchen und damit die Zellversorgung mit Sauerstoff
- Schaffen eine optimistischere Stimmungslage
- Bringen Glanz und Geschmeidigkeit in Haut, Haare und Nägel
- Wirken entwässernd, entsäuernd
- Entgiften den Darm, beseitigen Verstopfungen

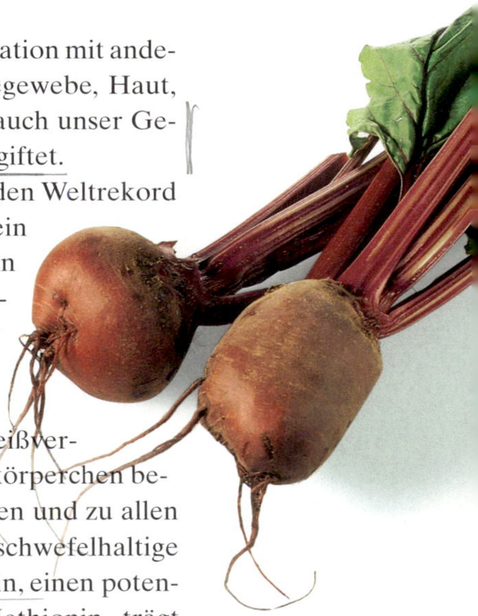

ten Rote Beten Silizium in einer Kombination mit anderen Nährstoffen feil, die sowohl Bindegewebe, Haut, Gefäßwände und Knochen kräftigt als auch unser Gehirn von Metallen (z. B. Aluminium) entgiftet.
Rote Bete hält gemeinsam mit Spargel den Weltrekord an Folsäure, pro Gramm Gemüse ca. ein Mikrogramm. Dieses B-Vitamin bastelt in den Zellkernen die Nukleinsäuren zusammen – die erste Voraussetzung für Zellteilung und Gewebewachstum. Das Vitamin sorgt daneben für die Produktion von Magensäure (für bessere Eiweißverwertung) und ist am Bau der roten Blutkörperchen beteiligt, die Sauerstoff in der Lunge binden und zu allen Zellen tragen. Folsäure aktiviert die schwefelhaltige Aminosäure (Eiweißbaustein) Methionin, einen potenten Energie- und Fitnessspender. Methionin trägt darüber hinaus Schwefel (und damit Glanz, Geschmeidigkeit, Festigkeit) in Haut, Haare und Nägel. Rote Beten sind kaliumreich (das Mineral entwässert und entsäuert) und enthalten reichlich Ballaststoffe (wirken darmregulierend, entgiftend sowie entfettend).

Rote Beten enthalten alle notwendigen Wirkstoffe für eine Vitalkur alter und kranker Zellen.

Warenkunde

Bei der Auswahl sollten Sie vorzugsweise zu kleineren Rüben greifen, weil diese rascher gar gekocht sind. Rote Beten sind zwischen Oktober und Ende März im Handel und können im Keller gelagert werden.

Rote Beten richtig zubereiten

Rote Bete nur kurz dämpfen, nicht zu lange kochen, weil sonst bis zu 80 Prozent der äußerst hitzeempfindlichen Folsäuremoleküle zerstört werden. Ideal sind Rote Beten in Salat oder Rohkost.

Rotkohl – Schutz des Immunsystems

Rotkohl, auch Blaukraut genannt, wächst traditionell bei uns, wird aber auch aus Osteuropa eingeführt. So genannter Dauerrotkohl wird eingelagert, bleibt bis April im Handel; daneben gibt es Früh- und Herbstware. Rotkohl zieht über sein Kapillarsystem enorme Mengen des Immunstoffs Selen aus dem Boden – mehr als irgendeine andere Nutzpflanze. Damit schützt er seine wasserhaltigen Pflanzenzellen vor freien Radikalen. Selen ist jedoch keineswegs der einzige Wirkstoff dieser Kohlart.

Das Spurenelement Selen hat es in sich. Es ist Bestandteil eines Immunenzyms, ohne das unsere Zellen nicht lebensfähig wären. 100 Gramm Rotkohl enthalten je nach Anbaugebiet bis zu fünf Mikrogramm bestverwertbares Selen.

Biostoffe des Rotkohls

Das im Rotkohl enthaltene Selen arbeitet auf vielfältige Weise in unserem Körper: Es wirkt blutdrucksenkend und entgiftend gegen Schwermetalle, hilft die Muskeln

Heilen mit Rotkohl

- Kräftigt das Immunsystem
- Wirkt blutdrucksenkend
- Beseitigt Verstopfung und Darmträgheit
- Entgiftet den Darminhalt
- Wirkt entwässernd und unterstützt Schlankheitskuren
- Baut Darmschleimhäute und Darmflora auf
- Fördert die Spermienbildung
- Liefert Nährstoffe für Libido und Potenz
- Aktiviert die Schilddrüse
- Kurbelt die Zellenergie an
- Aktiviert das Zellwachstum und wirkt verjüngend
- Steuert Nährstoffe für eine bessere Stimmung bei
- Hilft beim Bau neuen Bindegewebes
- Wirkt belebend auf das Gehirn

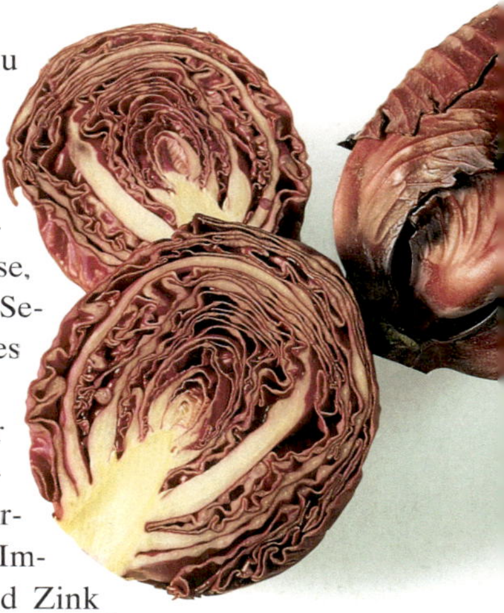

(speziell den Herzmuskel) mit Sauerstoff zu versorgen und bei der Produktion von Antikörpern, außerdem beugt es Unfruchtbarkeit vor (der männliche Hoden enthält extrem viel Selen). Das selenabhängige Enzym Deiodinase aktiviert unsere Schilddrüse, wirkt somit vitalisierend. Vor allem schützt Selen die Thymusdrüse, Hauptquartier unseres Immunsystems.

Rotkohl ist reich an Niazin (Vitamin B3, für Zellenergie, Stimmungslage und Gesamtstoffwechsel), Folsäure (für Blutbildung, Hormone und Zellwachstum), Vitamin C (für Immunsystem und mentale Gesundheit) und Zink (für Bindegewebe, Gehirnleistung und Libido). Seine Fülle an Ballaststoffen bewirkt eine Beschleunigung der Darmpassage des Nahrungsbreis und damit ein Ende von Darmträgheit und Verstopfung. Unter dem Einfluss von Gemüsekost wie Rotkohl bauen sich geschädigte Schleimhautschichten in den Darmwänden innerhalb kurzer Zeit wieder auf.

Das preiswerte Gemüse für eine gesunde Darmflora: Rotkohl, roh oder gekocht.

Warenkunde

Obwohl Rotkohl praktisch das ganze Jahr über erhältlich ist, ist er ein ideales Wintergemüse. Je kleiner und geschlossener die roten Köpfe sind, desto besser ist ihr Aroma und desto nährstoffreicher sind sie.

Rotkohl richtig zubereiten

Faulige äußere Blätter abtrennen, dann sorgfältig waschen. Strunk herausschneiden und raspeln, Kohlblätter mit dem Messer grob in Streifen und Stücke schneiden. Höchstens eine Stunde garen, das Kochwasser (es enthält Selen und andere Spurenelemente) aufbewahren.

Sellerie – das Vitamin-B-Paket

Der frische Saft aus den Selleriewurzeln, das Kraut, die Früchte und sogar das ätherische Öl, das aus Sellerie gewonnen wird, wirken stark wassertreibend. Wer viel Sellerie als Gemüse oder Salat zu sich nimmt, verliert auf sanfte Art einige Pfunde in Form von Wasser.

Sellerie ist ein Heimatgemüse, wird aber auch in benachbarten Ländern angebaut und von dort importiert. Ursprünglich ein Wildgemüse, ließ sich der Sellerie gut kultivieren. In einheimischen Gärten blüht er von Juli bis September. Es gibt unterschiedliche Sorten wie Knollen-, Schnitt- oder Stangensellerie.

Biostoffe des Selleries

Bedeutend ist der hohe Anteil an ätherischen Ölen, der dem Sellerie sein Geschmacks- und Geruchsaroma vermittelt. Diese so genannten Terpene reichert das Knollengemüse an, um während des Wachstums Bakterien,

Heilen mit Sellerie

- Tötet Bakterien und Pilze in Magen und Darm, heilt Verdauungsstörungen
- Verbessert die Darmperistaltik (Darmbewegung), befreit von Darmträgheit und Verstopfung
- Desinfiziert und entgiftet die Schleimhäute im Mund- und Rachenraum
- Stimuliert die Magenschleimhäute zur Produktion von mehr Magensäure (Voraussetzung für bessere Eiweißverwertung)
- Wirkt antibakteriell in Nieren, Blase und Harnwegen, heilt Entzündungen und Blasenschwäche
- Wirkt schleimlösend bei Erkältungen
- Wirkt entwässernd und hilft beim Abspecken
- Aktiviert den Kohlenhydratstoffwechsel
- Kräftigt Nerven und Gehirn, lindert Nervosität
- Liefert wichtige Nährstoffe für gesunde Haut, Augen und Haare

Pilze und andere Feinde zu verscheuchen. Die ätherischen Sellerieöle sind scharf und wirken auch in unseren Schleimhäuten (in Mund, Rachen und Magen) sowie im Darm lange Zeit antibakteriell und antimykotisch (pilztötend). Selbst beim Ausscheiden über Nieren, Blase und Harnleiter desinfizieren sie die Schleimhäute, helfen somit bei Entzündungen der Harnwege und bei Beschwerden beim Wasserlassen (Harntröpfeln), beugen einem Bakterienbefall der Harnwege vor.

Harntreibend und schlankmachend: Ein paar Stückchen Stangensellerie verfeinern jeden Salat.

Der komplette Vitamin-B-Komplex im Sellerie ist der Antreiber im Kohlenhydratstoffwechsel, er pumpt Energie in unsere Körperzellen und damit den gesamten Organismus. Er ist gleichzeitig die Basisnahrung für unsere Nerven und unser Gehirn – nervöse Störungen wie Unruhe, Gereiztheit, depressive Verstimmungen haben ihre Ursache oft allein im Vitamin-B-Mangel. Darüber hinaus helfen diese B-Vitamine im Sellerie bei der Darmtätigkeit, sie halten Haut, Haare, Augen und Leber gesund.

Warenkunde

Sellerie ist robust, verträgt auch raues Klima und ist dementsprechend ganzjährig erhältlich (als Freiland- oder Treibhausgemüse). Am besten zu frischem Stangen- oder Knollensellerie greifen. Junge Pflanzen tragen Laub für Suppengemüse.

Sellerie richtig zubereiten

Knollen gut waschen und die braune Schicht abschälen. Danach nach Belieben roh oder gekocht verarbeiten – von fein geraspelten Streifen im Salat bis hin zur dicken Scheibe im Backteig oder in einer Panade.

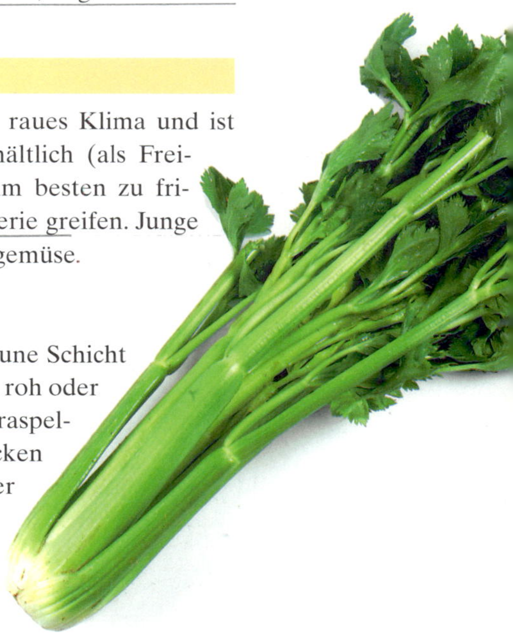

Spinat – grüner Muntermacher

Spinat zählt zu den typischen heimischen Gemüsesorten und kann noch im einsetzenden Winter aus Beeten geerntet werden. Das Grüne im Spinat stammt von dem Pflanzenfarbstoff Chlorophyll mit seinem Kernatom Magnesium. Das Blattgrün verwandelt die Energie der Sonne in gesunde Kohlenhydrate. Diesen enorm belebenden Prozess setzt Spinat in unserem Stoffwechsel (wenn auch auf andere Weise, z. B. als Blutbildner) fort.

Warnhinweis
Spinat (wenn nicht vom Biobauern) kann durch chemische Düngung nitratreich sein, woraus im Körper gesundheitsschädliche Nitrite entstehen. Deshalb Spinat nicht häufiger als zwei- bis dreimal pro Woche auf den Tisch bringen.

Biostoffe des Spinats

Spinat enthält Karotin in Form von Provitamin A. Diese Karotinoide schützen die Schleimhäute und schaffen die Voraussetzung für Lebensfähigkeit. Die freien Radikale,

Heilen mit Spinat

- Schützt alle Schleimhäute im Körper
- Aktiviert den Kohlenhydratstoffwechsel
- Wirkt nervenberuhigend und stärkt das Gehirn
- Sorgt für schöne Haut, Haare und Nägel
- Hebt den Blutzuckerspiegel, vertreibt Müdigkeit
- Sorgt für eine bessere, heitere Stimmungslage
- Unterstützt Muskel- und Herzfunktion
- Kräftigt das Immunsystem
- Kurbelt den Bau Leben spendender Hormone an
- Hilft bei Sehschwäche und Nachtblindheit
- Wirkt stimulierend auf Libido und Potenz
- Aktiviert die Knochenbildung, stärkt die Zähne
- Wirkt blutbildend und sorgt für die Zellatmung
- Entwässert den Körper und hilft bei Schlankheitskuren
- Beseitigt Darmträgheit und Verstopfung

die alles Alte, Schwache vernichten, greifen primär die ungeschützten Schleimhäute an. Spinat enthält eine im wahrsten Sinne des Wortes kerngesunde Mischung an B-Vitaminen (wichtig für Kohlenhydratstoffwechsel, gute Nerven, leistungsfähiges Gehirn). Bedeutend ist dabei der Anteil an Biotin (für Haut, Haare, Nägel, für Blutzuckerspiegel, Funktion der Muskelzellen), außerdem an Niazin (für Zellenergie, Herz, Schlaf). Darüber hinaus enthält das Grüngemüse viel Vitamin C (für Immunsystem, gesunde Hormone) und Vitamin E (für Sehkraft, Herzfunktion, Sex, geistige Frische).

Spinat ist potenter Kalziumspender (für Knochenbildung, Zähne, Nerven), enthält Kupfer (für Glückshormone, Hautbräune, Haarfarbe) und Eisen (für Blutbildung, Zellatmung). Nicht zuletzt ist Spinat reich an Kalium (entwässert, wirkt einer zu salzreichen Kost entsäuernd entgegen). Zu guter Letzt enthält Spinat auch noch Ballaststoffe, die den Darm reinigen und entgiften, Darmträgheit und Verstopfung beseitigen.

Grüner Kinderschreck: Meist lernt man erst als Erwachsener den Geschmack des vitamin- und mineralstoffreichen Spinats schätzen.

Warenkunde

Spinat gibt es das ganze Jahr über, auch tiefgefrorene Ware ist empfehlenswert. Man sollte vorzugsweise zu zartblättrigem, jungem Spinat (oft als Gärtnerspinat bezeichnet) greifen, der sich auch gut als Salat eignet.

Spinat richtig zubereiten

Gärtnerspinat macht weniger Arbeit beim Waschen als die runzlige Variante. Immer Wurzeln und Stiele abtrennen, danach gründlich waschen und spülen. Mit wenig Wasser nur kurz garen oder dünsten.

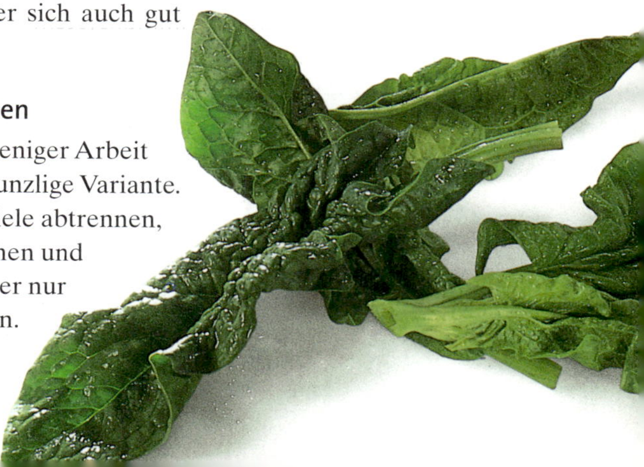

Weißkohl – der Seelentröster

Menschen, die unter Magengeschwüren leiden, finden im Weißkohl einen besonders wirksamen Helfer. Täglich ein Liter Weißkrautsaft, über den Tag verteilt getrunken, hilft dabei, Geschwüre in zwei bis drei Wochen abheilen zu lassen.

Der Weißkohl oder Kopfkohl hat seine Heimat überall dort, wo es nicht allzu heiß ist, aber schon mal ordentlich regnet. Dementsprechend fühlt er sich auf unseren Feldern und in unseren Gärten wohl, gedeiht aber ebenso gut in Treibhäusern. Importiert wird er aus dem nahen Ausland. Die Blätter sind glatt und fest schützend um den runden Kopf geschlossen, mit krausen Blättern kennt man ihn als Wirsing. Weißkohl und Wirsing gibt es das ganze Jahr über, Haupterntezeit ist der Herbst.

Biostoffe des Weißkohls

Mit seinem Wassergehalt und Ballaststoffreichtum macht der Weißkohl satt, ohne dem Körper viele Brennstoffe zu servieren. 100 Gramm enthalten rund 22 Kilokalorien – damit ist Weißkohl ideal fürs Abnehmen, ohne hungern zu müssen. Von Vitamin B12 abgesehen, enthält dieser grüne Kopfkohl alle B-Vitamine in gleich-

Heilen mit Weißkohl

- Aktiviert den Kohlenhydratstoffwechsel
- Belebt Nerven und Gehirn, verbessert die Stimmung und stärkt die Konzentrationsfähigkeit
- Wirkt nervenberuhigend und entspannend
- Wirkt schlafstimulierend, stabilisiert bei Stress
- Kräftigt das Immunsystem
- Regt die Blutbildung an, aktiviert die Zellatmung
- Sorgt für Vitalität und Leistungsfähigkeit
- Stimuliert die Farbgebung in Haut und Haaren
- Kurbelt das Zellwachstum an
- Hilft bei Libidomangel
- Unterstützt Schlankheitskuren

mäßiger Abstimmung und eignet sich als Beigabe zu Kohlenhydratreichem wie Kartoffeln oder Reis. Dadurch ist ein gleichmäßiger Fluss von Glukose aus dem Darm ins Blut und von dort zu den Zellen gewährleistet. Dort, wo Glukose gebraucht wird, nämlich in Gehirn- und Nervenzellen, wird der Weißkohl besonders geschätzt: Er wirkt nervenberuhigend, aktiviert die Gehirnleistung, vertreibt Unruhe und nervöse Symptome. Abends gegessen, sorgt er – im Gegensatz zu Eiweißreichem – für einen Tryptophanschub über die Blut-Hirn-Schranke. Aus dieser Aminosäure (Eiweißbaustein) stellen Gehirnzellen den Nervenreizstoff Serotonin her, aus dem in der Zirbeldrüse wiederum das Schlafhormon Melatonin entsteht. Weißkohl und Wirsing enthalten außerdem noch viel Mangan (für Schilddrüsenhormone, sexuelle Aktivität, Pigmentbildung in Haut und Haaren) und das Spurenelement Selen (bedeutendstes Immunmineral in allen Körperzellen). Um uns in jeder Stunde und Minute mit Leben zu erfüllen, brauchen unsere Zellkerne das Spurenelement Zink, das im Weißkohl ebenfalls reichlich enthalten ist.

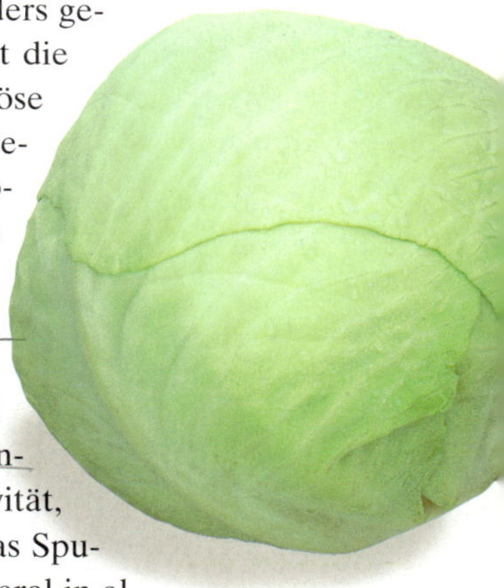

Weißkohl enthält viel Folsäure – wichtig für gestresste Menschen, die häufig unter einem Mangel an diesem B-Vitamin leiden.

Warenkunde

Sommerkohl ist farbkräftiger, lockerer und vitaminreicher. Sauerkraut wird aus Weißkohl hergestellt, durch natürliche Milchsäuregärung unter Zusatz von Salz.

Weißkohl richtig zubereiten

Weißkohl oder Wirsing ist häufig mit Pestiziden belastet. Deshalb faule Blätter abtrennen, den Kohl kräftig waschen und gut spülen, danach abtropfen lassen. Mit einem Messer um den Strunk herum klein schneiden.

Zucchini – zum Entschlacken

Heimat der Zucchini ist das gesamte Gebiet von Griechenland, Türkei, Zypern, Nordafrika, Spanien, Italien, Frankreich, also der ganze sonnige Mittelmeerraum. Der Gemüsekürbis ist bei uns inzwischen so beliebt, dass er auch im heimischen Anbau kultiviert wird. Das schlanke, dunkelgrüne Gewächs wird bis zu zwei Kilogramm schwer und ist appetitlicher Bestandteil von Salat, Rohkost oder sehr schmackhaft als Kochgemüse.

Um das fettlösliche Provitamin A optimal für den Körper umzusetzen, garen Sie die Zucchini beim Dünsten mit etwas Öl. Zum Würzen nehmen Sie frische Kräuter (Estragon, Oregano oder Zitronenmelisse), die der Verdauung und der Darmflora gut tun und das feine Aroma des unkomplizierten Schlankmachers unterstützen.

Biostoffe der Zucchini

Die Schale ist reich an Karotinoiden und Magnesium. Diese Kombination ist ideal als Impulsgeber für den Zellstoffwechsel aus dem Zellkern, den Genen, heraus. Das enthaltene Provitamin A zählt zu den schnellsten Biostoffen, aus dem Blut erreicht es unverzüglich die Körperzellen und dringt – weil es fettlöslich ist – durch die ölig-feuchte Membran in den Zellkern ein, das ei-

Heilen mit Zucchini

- Aktivieren den Zellstoffwechsel
- Machen ohne Nährstoffverlust schlank
- Erhöhen Gehirnleistung und Konzentrationsfähigkeit
- Wirken beruhigend und stimulierend auf Nerven
- Erhöhen den Eiweißstatus und verbessern so die gesamte Leistungsfähigkeit
- Kräftigen Muskeln und Herz
- Wirken entwässernd und entsäuernd
- Entgiften den Darm und binden Fettstoffe
- Beseitigen Darmträgheit und Verstopfung
- Stärken das Immunsystem
- Kräftigen alle Schleimhäute im Körper

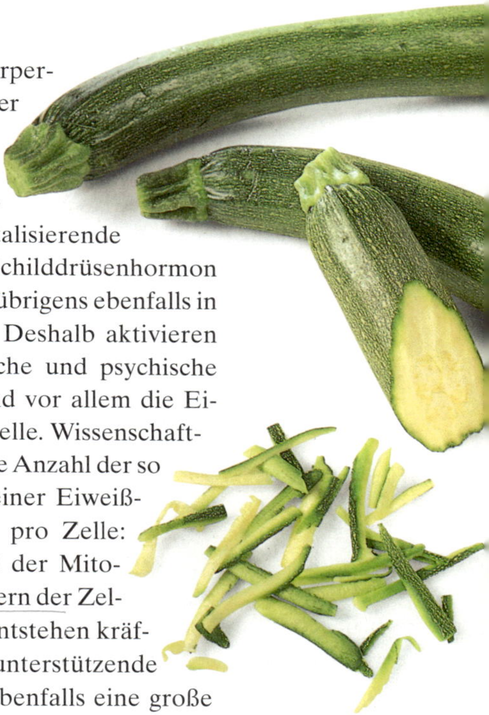

gentliche Hauptquartier unserer körperlichen und geistigen Gesundheit. Hier wirkt es als so genannter Transkriptionsfaktor der Gene, d. h., es veranlasst diese zum Ankurbeln des gesamten Zellstoffwechsels. Diese vitalisierende Eigenschaft haben sonst nur das Schilddrüsenhormon Thyroxin sowie das Vitamin E (das übrigens ebenfalls in der Zucchinischale enthalten ist). Deshalb aktivieren Zucchini Stressfähigkeit, körperliche und psychische Leistungskraft, Nerven, Gehirn und vor allem die Eiweißsynthese in jeder einzelnen Zelle. Wissenschaftlich ausgedrückt sieht das so aus: Die Anzahl der so genannten Ribosomen (winzig kleiner Eiweißfabriken) wird erhöht (Optimum pro Zelle: 200 000), zudem steigt die Anzahl der Mitochondrien, der Energiebrennkammern der Zelle (Optimum: 1000 pro Zelle). So entstehen kräftige Zellen (z. B. im Herz). Das unterstützende Mineral Magnesium spielt dabei ebenfalls eine große Rolle.

Warenkunde

Lieber zu kleinen, festen und kräftig weiß-grün gesprenkelten Zucchini greifen als zu den großen Exemplaren, die wasserreicher und deutlich weniger aromatisch sind.

Die aus südlichen Gefilden stammende Zucchini hat mittlerweile auch die heimischen Gemüsegärten erobert.

Zucchini richtig zubereiten

Stiele und faulige Stellen entfernen, Zucchini gründlich waschen, um chemische Rückstände von der Schale zu entfernen. Der Länge nach aufschneiden und in Scheiben oder kleine Stücke schneiden. Nur kurz in wenig Wasser garen oder in Öl braten. Den mild aromatischen Geschmack nicht durch starke Gewürze überdecken.

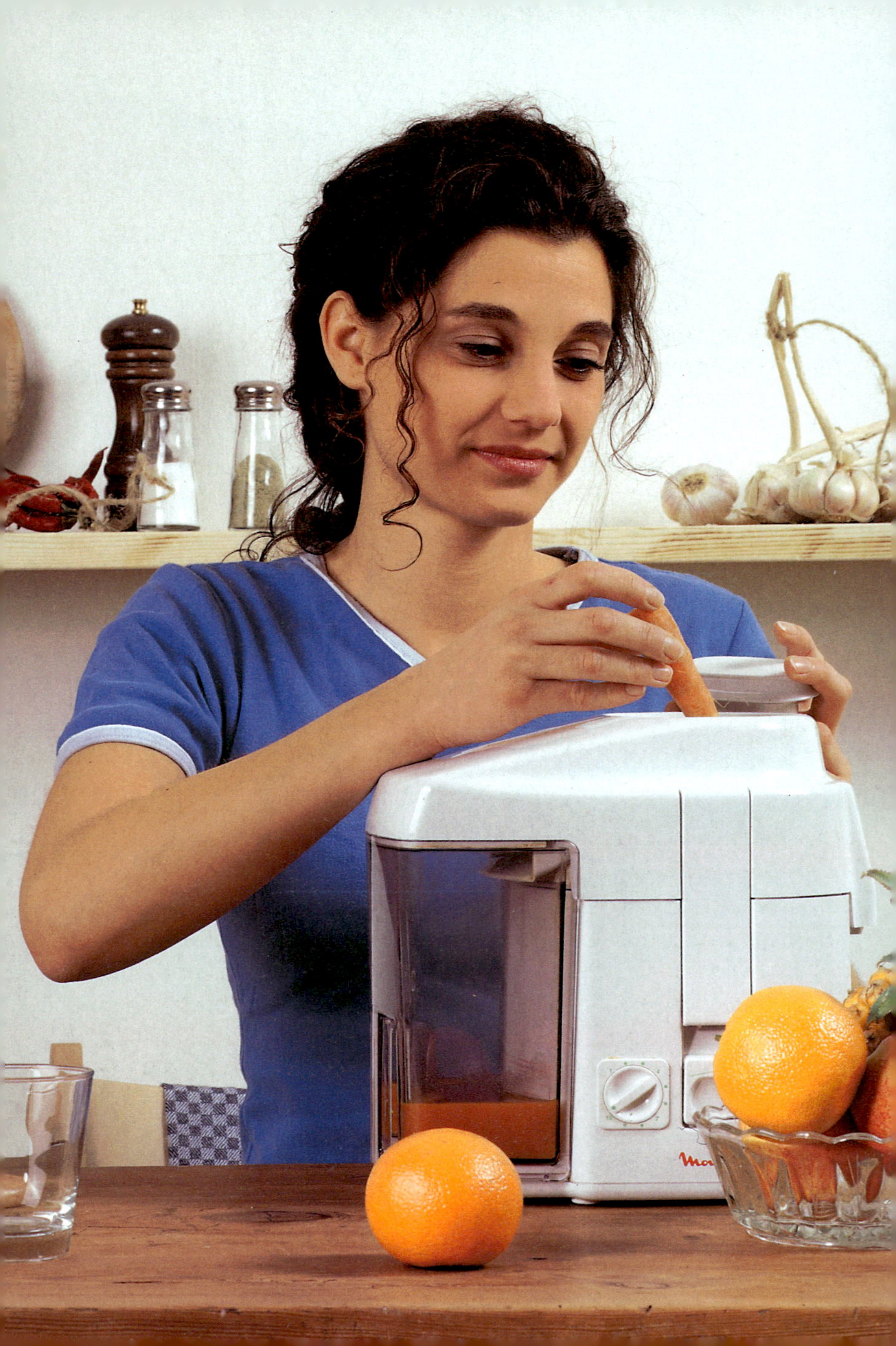

Richtig essen – gesund bleiben

Neben dem Atmen ist unsere Ernährung die zweite Säule, die uns am Leben erhält. Umso wichtiger ist es, über eine ausgewogene und möglichst naturbelassene Ernährungsweise Bescheid zu wissen. Denn Krankheiten und Beschwerden sind immer Ausdruck eines Ungleichgewichts. Dieses Aus-dem-Gleis-Geraten kann die Seele betreffen, die von beruflichen, privaten oder unaufgearbeiteten Problemen überfordert reagiert und den Körper quasi als Signalgeber nützt.

Signale des Körpers ernst nehmen

Viele Krankheiten werden durch eine Ernährung verursacht, die dem Körper nicht die notwendigen oder sogar schädliche Stoffe zuführt. Der Körper hat schließlich keine Wahl, er muss jede Speise aufnehmen und verwerten, ob sie ihm schadet oder nicht.

Eine Umstellung der Ernährungsgewohnheiten hin zu mehr pflanzlicher Nahrung aus Gemüse und Obst harmonisiert schon binnen kurzer Zeit unsere Körperfunktionen, und manches Zipperlein oder auch manche beschwerliche Störung kann gelindert oder bei entsprechender Auswahl der richtigen Obst- und Gemüsesorten sogar geheilt werden.

Was Pflanzen in einem mehrere Millionen Jahre dauernden Prozess an Wirkstoffen entwickelt haben, um selbst zu überleben, hilft eben auch dem Menschen, der diese verzehrt. Man kann behaupten: Gegen fast jede Krankheit ist auch das passende Obst, Gemüse oder Kraut gewachsen.

Medizin und Molekularbiologie belegen mittlerweile wissenschaftlich: Krankheiten sind etwas ganz Natürliches und können deswegen auch durch natürliche Heilmittel behandelt werden.

Akne

Akne ist ein besonders bei Heranwachsenden verbreiteter entzündlicher Hautzustand. Ursachen dafür sind Verstopfungen der Talgdrüsen in der Haut, als Folge davon häufig bakterielle Entzündungen.

Stärkeres Auftreten von Akne bei Frauen in den Tagen vor der Regel kann ihre Ursache in einem Mangel an Vitamin B6 haben. Helfen können Sojabohnen, Avocados und Bananen.

Heilen mit Obst und Gemüse

▶ Vitamin A hemmt die Talgproduktion und Hyperkeratose (übermäßige Hautverhornung) von Haarbalg und Haut. Der Speiseplan sollte deshalb karotinreiche Kost enthalten, wie Möhren, Kürbisse, Papayas, Grünkohl, Brokkoli, Kopfsalat, Avocados, Aprikosen, Pfirsiche, Spargel, Melonen sowie grüne Bohnen und Erbsen.

▶ Insbesondere männliche Aknepatienten haben oft verringerte Konzentrationen des Immunenzyms Glutathionperoxidase. Selenreiches Gemüse wie Pilze, Spargel oder Knoblauch kann hier Linderung schaffen.

▶ Ballaststoffreiches Obst und Gemüse wie Äpfel, Auberginen, Avocados, Feigen, Pflaumen, Quitten, Rosinen, Stachelbeeren, Rhabarber, alle Kohlsorten, Möhren Sellerie, Spargel und vor allem Topinamburen binden im Darm Giftstoffe, die Akne begünstigen.

Wichtig bei Akne

Die Haut gründlich mit alkalifreier Seife waschen und gut, aber sanft abspülen. Die von Akne betroffenen Hautpartien nicht reiben oder massieren, da dies eine Ausbreitung der Infektion begünstigt. Hautstellen nicht quetschen, drücken oder kratzen. Mitesser und Pickel möglichst nicht selbst ausdrücken. Überlassen Sie das lieber einer geschulten Kosmetikerin, sonst könnten die Entzündungen noch schlimmer werden.

Allergien

Allergien sind Überempfindlichkeitsreaktionen des Immunsystems gegenüber körperfremden, häufig unschädlichen Substanzen, so genannten Allergenen. Ursachen und Auslöser für Allergien können sein: Pollenflug im Frühjahr, Enzymmangel und dadurch verursachte ungenügende Eiweißspaltung im Darm, inhalierter Hausstaub bzw. Reizproteine, Kontakt mit allergenen Substanzen sowie Arzneimittelmissbrauch. Daneben leiden viele Menschen an Unverträglichkeit von bestimmten Lebensmitteln wie Milch, Erdbeeren, Äpfeln, Bananen, Eiern usw.

Die wichtigste Maßnahme zur Behandlung von Allergien ist die Umstellung auf eine gesunde Ernährung. Jeder sollte nach Möglichkeit selbst herausfinden, welche Lebensmittel, Arzneimittel oder andere Substanzen bei ihm zu allergischen Reaktionen führen.

Allergien können auch psychische Ursachen haben, sind aber deshalb nicht weniger ernst zu nehmen. Die Redewendung »auf jemanden allergisch reagieren« weist auf diesen Zusammenhang hin.

Heilen mit Obst und Gemüse

- Vitamin C ist das bedeutendste natürliche Antihistaminikum. Es hemmt den Ausstoß von Histaminen (Eiweißmoleküle) aus den so genannten Mastzellen in Gefäßwänden, Bindegewebe usw. Histamin und andere Mediatoren sind verantwortlich für Entzündungen, Schwellungen. Weil Tiere Vitamin C selbst im Stoffwechsel produzieren, leiden sie fast nie unter Allergien.
- Bringen Sie täglich einen Rohkostteller auf den Tisch: aus Saisongemüse wie Sellerie, Möhren, Porree, Radieschen, Blumenkohl, Spargel, Chicorée, Gurken, Tomaten, Zucchini, Paprika, Mais, Kürbissen usw. Die darin enthaltenen natürlichen Enzyme verbessern Eiweißverwertung und Darmflora, tragen somit zur Entgiftung und zu einem optimalen Immunstatus bei.

Augenbeschwerden

Zu den Augenbeschwerden gehören Augenermüdung, Nachtblindheit, mangelnde Sehschärfe, Augenreizungen oder -rötungen sowie Lidrandentzündung. Mögliche Ursachen sind Fehlernährung, Stress, häufiges Arbeiten in zu trockener Luft (z. B. am Schreibtisch oder vor dem Monitor) oder ein Mangel an bestimmten Mineralien und Spurenelementen.

Das Auge muss als lebensrettendes Organ schneller als andere Sinnesorgane reagieren. Es ist deshalb auf einen erhöhten Bedarf an bestimmten Nährstoffen (Vitamin A und C, Zink) angewiesen und reagiert rasch auf einen entsprechenden Mangel.

Heilen mit Obst und Gemüse

▶ Erhöhen Sie vor allem die Versorgung des Auges mit Vitamin A! Bringen Sie dafür täglich karotinreiche Lebensmittel auf den Tisch: Möhren, Spinat, Brokkoli, Mangold, Grünkohl, Kürbisse, Melonen, Papayas, Mangos, Melonen, Tomaten, Aprikosen, Pfirsiche oder auch Bohnen und grüne Erbsen.

▶ Das Auge braucht viel Vitamin C aus säuerlichem Obst wie Zitronen, Orangen, Grapefruits, Kiwis, Äpfeln, sauren Beeren oder aus Vitamin-C-reichem Gemüse wie Rüben, Zwiebeln, Tomaten, Kartoffeln.

▶ Eine Sonderrolle als Enzymspender in der Netzhaut und anderen Teilen des Auges spielt Zink. Zusammen mit Kupfer und anderen Biostoffen verleiht das Spuren-

Wichtig bei Augenbeschwerden

Die Augen möglichst nicht reiben; vor allem aber nicht überanstrengen, wie z. B. durch zu langes Verharren vor dem Fernseher. Unser Auge ist von der Natur für ein ruhiges Betrachten eines ruhenden Umfelds ausgestattet. Bei jedem Lichtreiz vom Bildschirm muss es in einer Art Überreaktion unzählige Rhodopsinmoleküle (Sehpurpur) auf- und wieder abbauen.

element dem Auge Glanz und Ausstrahlung. Enthalten ist Zink vor allem in Artischocken, Spargel, Kohl, Rüben, Mais, allen Hülsenfrüchten (Linsen, Erbsen, Bohnen), Zwiebeln, Kartoffeln, Sojabohnen und Spinat.

Bandscheibenleiden

Bandscheibenleiden sind meist schmerzhafte Beschwerden, die ihren Ursprung in und an den Wirbelkörpern des Rückgrats haben. Ihre Ursachen liegen in der Abnutzung oder dem degenerativen Abbau der Bandscheibe, der knorpeligen Verbindung zwischen zwei Wirbelkörpern. Auch Spaltbildungen oder Zermürbung können der Grund sein, seltener sind Einrisse.
Leichtere Beschwerden behandelt man mit Salben, Massagen, Wärme, Bädern oder z. B. Fangopackungen. Wichtig ist zusätzliche Ruhigstellung oder Bettruhe.

Bei plötzlichen (hexenschussartigen) und heftigen Schmerzen muss unbedingt ein Allgemeinarzt oder Orthopäde aufgesucht werden, da die Gefahr eines Bandscheibenvorfalls besteht. Dabei tritt das gallertartige Kerngewebe der Bandscheiben heraus und drückt gegen die Nervenwurzeln.

Heilen mit Obst und Gemüse

▶ Verantwortlich für Schmerzen sind häufig Dauerentzündungen an Nerven, verursacht durch einen überhöhten Ausstoß des Eiweißstoffs Histamin. Ärzte verschreiben gern Schmerzmittel, vernünftiger ist zunächst die Umstellung auf eine Kost mit mehr Anteilen an Omega-3-Fettsäuren, die in allen ölhaltigen Obst- und Gemüsesorten enthalten sind, z. B. Avocados, Mais, Bohnen, Feigen, Knoblauch sowie vor allem Sojabohnen und allen Sojaprodukten (z. B. Tofu).

▶ Unbedingt meiden: Fleisch und Wurst, die die entzündungsfördernde Arachidonfettsäure enthalten.

▶ Vitamin C ist das beste natürliche Antihistaminmittel. Deshalb viel frisches, möglichst saures Obst essen: Kiwis, Orangen, Grapefruits, Zitronen, Äpfel, saure Beeren.

Blähungen

Blähungen entstehen durch Gase im Magen-Darm-Trakt. Die Ursachen dafür können unterschiedlicher Natur sein: übermäßiges Luftschlucken, häufig als Folge von wiederholtem, gewohnheitsmäßigem Rülpsen; Genuss blähender Speisen; Mangel an Salzsäure im Magensaft; unzureichender Gallenfluss. Speisen werden dann nicht restlos verdaut, worauf im Dickdarm Faulgase entstehen.

Meiden Sie blähende Speisen. Dazu kann – je nach Veranlagung des Patienten – praktisch alles zählen, was im Magen landet! Viele Menschen leiden unter Milchzuckerunverträglichkeit, die zu Blähungen führen kann, weil Milchzucker (Laktose) durch das Fehlen bestimmter Enzyme (Laktase) im Darm nicht aufgespalten wird (in Glukose und Galaktose). Stattdessen stellen Bakterien im Dickdarm andere Spaltprodukte her (kurzkettige Fettsäuren), die Blähungen und schließlich auch noch Durchfall verursachen.

Kohl und anderes als blähend verschrienes Gemüse können Sie mit einfachen Tricks »entschärfen«. Je länger diese Nahrungsmittel gegart werden, desto leichter werden sie verdaulich. Bohnen verlieren ihre blähende Wirkung, wenn man sie vor dem Kochen etwa zwölf Stunden in Wasser einweicht.

Heilen mit Obst und Gemüse

- Alle wasserreichen Obst- und Gemüsesorten wie Südfrüchte, Kiwis, Beeren, Melonen, Kirschen, Pflaumen, Tomaten führen zu einer schnelleren Darmpassage, die Blähungen vorbeugt und lindert bzw. heilt.
- Ein wenig säuerliches Obst (z. B. Kiwis, Grapefruits, Zitronen, Äpfel, Johannisbeeren, Weintrauben) vor der eigentlichen Mahlzeit wirkt in der Magenschleimhaut als Säurelocker: Der Ausstoß von Salzsäure aus den so genannten Belegzellen wird erhöht, ebenso die Azidität (Säuregehalt) des Magensafts. Dadurch werden manche Speisen besser vorverdaut, der Entstehung von Blähungen wird schon im Magen vorgebeugt.

Bronchitis

Bronchitis ist eine Entzündung der fein verästelten Luftwege der Lunge (Bronchien), häufig auch der Luftröhre. Sie wird durch eine Virusinfektion hervorgerufen, die ihren Ausgang meist in Nase oder Rachen hat.

Zitronensaft enthält viel Vitamin C und ist nicht umsonst ein beliebtes Heilmittel, gerade bei Bronchitis. Sie sollten ihn allerdings nicht erhitzen, da er dadurch viel von seinem Gehalt verliert.

Heilen mit Obst und Gemüse

▶ Vitamin C stärkt die Immunkraft, panzert weiße Blutkörperchen und andere Immunstoffe im Kampf gegen Viren und Bakterien. Dafür ist viel frisches Obst nötig. Ideal sind Zitronen, Grapefruits, Orangen, Kiwis, Äpfel, Weintrauben, Holunder, Johannis- und Stachelbeeren. Auch Hagebutten und Sanddornbeeren enthalten viel Vitamin C. Den ausgepressten Saft zu trinken ist weniger sinnvoll, als das Fruchtfleisch mitzuessen, weil die darin enthaltenen Bioflavonoide (Pflanzenschutzstoffe) die Heilwirkung von Vitamin C verstärken.

▶ Das aus Karotinoiden entstehende Vitamin A schützt Schleimhäute und baut sie neu auf. Deshalb viel Möhren, Tomaten, dunkelgrünes Blattgemüse wie Spinat, Brokkoli, Mangold, Grünkohl sowie gelbfleischige Früchte wie Melonen, Aprikosen, Pfirsiche usw. essen!

Wichtig bei Bronchitis

Sorgen Sie für feuchte Atemluft. Nützlich sind heiße Duschen. Meiden Sie extreme Temperaturschwankungen, setzen Sie sich vor allem nicht kalter, feuchter Witterung aus. Vermeiden Sie Hustenanreize wie Lachen, lautes Sprechen, Schreien. Helfen können Wickel, heiße Packungen, Abreibungen, Bettruhe, schleimlösende Tees und Inhalationen.

Darmträgheit

Darmträgheit ist eine mildere Form von Verstopfung. Eine der Hauptursachen ist eine fehlerhafte Ernährung mit zu wenigen Ballaststoffen. Auch mangelnde Flüssigkeitsaufnahme sowie Bewegungsmangel können eine Darmträgheit begünstigen.

Ein heißer Bauchwickel kann die Darmbeweglichkeit (Motilität) erhöhen: auf den Rücken legen, Handtuch auf den Bauch, darauf eine mit heißem Wasser getränkte und ausgewrungene Kompresse, diese wieder mit einem Handtuch abdecken. 20 Minuten liegen bleiben.

Bewegungsmangel lässt auch die Darmmuskulatur erschlaffen. Wer den ganzen Tag nur sitzt – im Auto, im Büro und in der Kantine, abends vor dem Fernseher –, darf sich etwas einfallen lassen. Wenn keine Treppen zu steigen sind, kein Holz zu hacken ist, bieten Sport und Gymnastik zahlreiche Möglichkeiten. Besonderer Tipp vom Physiologen: Eine wetterunabhängige Möglichkeit ist das Rudergerät. Von allen Trimmgeräten fordert es den Bewegungsapparat am gleichmäßigsten.

Hände weg von Abführmitteln – regelmäßig eingenommen, schädigen sie den Darm und die Nieren und machen sogar abhängig! Körperliche Übungen, viel Flüssigkeit und viele Ballaststoffe sowie gründliches Kauen sind langfristig sinnvoller.

Heilen mit Obst und Gemüse

▶ Bei entsprechender Ernährung verschwindet eine leichtere Darmträgheit meist schon nach zwei Tagen. Wichtig sind ballaststoffreiche Gemüse wie alle Kohlarten, Sauerkraut, Sellerie, Spargel, Spinat, Topinamburen (gibt es im Bioladen, extrem hoher Ballaststoffgehalt), Zwiebeln, alle Rübenarten, Möhren, Kartoffeln, Porree, Brokkoli, Chicorée, Auberginen und Rettich. Auch Obst ist sehr reich an darmaktivierenden Faserstoffen, vor allem Äpfel, Birnen, Feigen, alle Beerenarten, Kiwis, Pfirsiche, Orangen, Pflaumen, Quitten, Rhabarber und Weintrauben.

▶ Im Dünndarm beschleunigen Ballaststoffe die Passage des Nahrungsbreis. Diese Stoffe sind unverdauliche Nahrungsbestandteile wie Zellulose, Pektin oder Keratin, die die Darmperistaltik anregen, also die Kontraktionen der Darmmuskeln, die den Nahrungsbrei anschieben. Mangel an Ballaststoffen kann ernst zu nehmende Darmerkrankungen begünstigen.

Fördern Sie ihre Durchblutung nach der morgendlichen Dusche mit drei- bis fünfminütigen Trockenmassagen. Massagebürsten gibt es in der Drogerie.

Durchblutungsstörungen

Durchblutungsstörungen sind Störungen der Blutzufuhr durch die Arterien oder der Blutabfuhr durch die Venen. Die Ursache ist häufig eine mangelhafte Versorgung der Gefäßwände durch Nährstoffe wie das Spurenelement Zink, Vitamin C und Pflanzenschutzstoffe wie Rutin.

Heilen mit Obst und Gemüse

▶ Alle scharfwürzigen Gemüsearten wie Paprika, Knoblauch, Zwiebeln, Fenchel, Rettich, Radieschen, Meerrettich wirken durchblutungsfördernd. Senföle und andere darin enthaltene Substanzen wirken einer

Wichtig bei Durchblutungsstörungen

Man unterscheidet zwischen arteriellen und venösen Durchblutungsstörungen. Durch das weit verzweigte System der Arterien strömt das mit Sauerstoff aufgeladene Blut vom Herz weg zu allen Körperzellen, durch das Gefäßsystem der Venen wieder zum Herz zurück. Durchblutungsstörungen verlangen nach mehr Bewegung, vor allem gezieltem Gefäßtraining (Schwimmen, strammes Gehen oder Kneippgüsse).

gerinnungsfördernden Blutplättchenverklumpung entgegen, wie sie häufig nach einer zu fettreichen Mahlzeit entsteht. Außerdem wirken diese Gemüse fibrinlösend und senken Cholesterin- und Blutfettspiegel.

▶ Vitamin C (in frischem Obst), Zink (in Spargel, Kohl, Rüben, Mais, Hülsenfrüchten, Kartoffeln, Sojaprodukten, Kartoffeln und Spinat) und Rutin (in dem getreideähnlichen Knöterichgewächs Buchweizen) kräftigen und festigen Gefäßwände und halten vor allem die Gefäßinnenwände glatt, so dass sich dort keine durchblutungsstörenden Ablagerungen bilden können.

Durchfall sollte man nicht beim ersten Auftreten radikal stoppen. Meistens hat diese Erkrankung den Sinn, dass giftige und schädliche Stoffe den Körper möglichst schnell verlassen. Achten Sie darauf, dass Sie immer ausreichend Flüssigkeit zu sich nehmen.

Durchfall

Durchfall kann verschiedene Ursachen haben: Stress, Aufregung, Infektionen, Dünndarmentzündung, Bakterienbefall, Milchzuckerunverträglichkeit, durchfallverursachende Lebensmittel wie Pflaumen oder Bohnen, übermäßigen Nikotin- oder Alkoholgenuss, Lebensmittelunverträglichkeit, Enzymschwäche.

Wenn Durchfall mit Darmkrämpfen verbunden ist, können heiße Kompressen, eine Wärmflasche oder Heizdecke auf dem Bauch Linderung verschaffen. Zu viel Bewegung sollte vermieden werden. Wenn Durchfall mit Übelkeit verbunden ist, kann das Lutschen von Eiswürfeln helfen. Wenn keine Übelkeit mit dem Durchfall einhergeht, sollte Kräutertee in kleinen Mengen getrunken werden, insbesondere auch, um den Verlust an Flüssigkeit und Elektrolyten (aufgelöste Nährsubstanzen wie Kalium, Natrium, Kalzium, Magnesium) auszugleichen. Sie sollten unbedingt helle Mehlprodukte, Süßigkeiten und mit Süßstoff behandelte Getränke meiden und auch auf Milch und Milchprodukte verzichten.

Heilen mit Obst und Gemüse

▶ Durchfall als Folge von Bakterienbefall im Dünndarm wird gelindert durch Lebensmittel, die die Produktion von Magensäure anregen. Dazu zählen Gemüse, die reich an Thiamin (Vitamin B1), Pyridoxin (Vitamin B6) und Cholin sind: Buchweizen, grüne Erbsen, Kartoffeln, Tofu, Bananen, Spinat, Avocados.
▶ Rohkost aus frischem Gemüse hilft wegen der darin enthaltenen Pflanzenenzyme bei Durchfall, der durch ungenügende Nahrungszersetzung im Darm entsteht.

Für die Sauna ist es zu spät, wenn Sie sich bereits angesteckt haben. Der Besuch dort ist jetzt eine unnötige Anstrengung, die Sie ebenso wie Sport vermeiden sollten. Packen Sie sich warm ein, und kurieren Sie die Erkältung zu Hause aus.

Erkältung

Die Erkältung ist eine Virusinfektion der oberen Luftwege. Hervorgerufen wird sie durch eine Auskühlung des Körpers oder von Körperteilen, wodurch die Durchblutung der Schleimhäute und damit die Immunabwehr gegenüber Viren und Bakterien geschwächt wird, so dass diese Krankheitserreger in die Schleimhäute eindringen können. Betroffen sind Nase, Hals, Nebenhöhlen, Luftröhre, Rachen und Bronchien.

Wichtig bei Erkältungen

Bei Erkältungen helfen Schwitzkuren, heiße Getränke oder Wärmepackungen; außerdem Bettruhe, viel Flüssigkeit und bei Schnupfen auch Inhalationen (etwa mit Kamillenextrakt oder Teebaumöl). Ein Luftbefeuchter im Raum kann Erleichterung schaffen. Kälte, Stress, Sport und schwere Arbeit sind ebenso zu meiden wie Nikotingenuss.

Heilen mit Obst und Gemüse

▶ Bei einer bereits ausgebrochenen Erkältung bzw. Virusinfektion ist es am besten, Immunsystem und Selbstheilungskräfte des Körpers zu unterstützen. Dies geschieht mit einer vitamin- und mineralienreichen Kost aus frischem Saisonobst, Rohkost, Salaten, frischem Gemüse, Biokartoffeln mit Schale, Naturreis.

▶ Vorbeugend helfen karotinreiche Lebensmittel wie Möhren, Tomaten, andere gelbrote Gemüse- oder Obstsorten sowie dunkelgrüne Blattgemüse und -salate (Spinat, Mangold, Brokkoli, Kohl, Feldsalat) beim Aufbau kräftiger Schleimhäute. Vitamin C (in frischem Obst) ist der beste Schutz gegen Virusbefall.

Wenn das Gehirn nicht ausreichend mit Sauerstoff oder Nährstoffen wie der aktivierenden Glukose versorgt wird, schaltet es auf seinen Ruhezustand um, der den Körper weniger Energie kostet.

Ermüdungszustände

Ermüdungszustände wie Erschöpfung und Antriebsschwäche sind normalerweise auf schwere körperliche oder geistige Anstrengung, Krankheiten (vor allem Grippe oder Diabetes) oder Schlafmangel zurückzuführen; oftmals haben sie aber auch keine erklärbare Ursache. Die Auslöser des Mattigkeitsgefühls sind Stoffwechselschlacken (z. B. Milchsäure, Kohlendioxid), Blutzucker- und Nährstoffmangel; Nerven und Gehirn sind dann unterversorgt.

Die wichtigste Voraussetzung für die Gesundung ist eine vitalstoffreiche Kost, die Körper- und vor allem auch Nervenzellen optimal versorgt. Bewegung, Wechselduschen und eine Ernährung mit durchblutungsfördernden Lebensmitteln (Zwiebeln, Knoblauch, Paprika) erhöhen die Gefäßwandspannung der Adern und sorgen für einen stimulierenden Nährstofftransport. Viel Vitamin C schützt das Leben spendende Schilddrüsenhormon Trijodthyronin vor der Zerstörung durch freie Radikale. Die Vitamine A und D aktivieren Zellkerngene, die ihrerseits Vitalimpulse auslösen.

In unserer Leistungsgesellschaft haben Sie mit chronischer Müdigkeit schlechte Karten. Trotzdem: Finger weg von Aufputschmitteln. Versuchen Sie den Grund für Ihre Trägheit herauszufinden, z. B. mit einem Bluttest.

Heilen mit Obst und Gemüse

▶ Vitalspender im Stoffwechsel sind nicht Fleisch oder Geflügel, sondern Obst und Gemüse bzw. Rohkost und Salat. In ihnen ist nicht nur ausreichend aktivierendes Eiweiß enthalten, sondern es ist auch bioaktiv leichter verwertbar. Täglich ein Rohkostteller aus Saisongemüsen ist die Grundlage für einen Frischeschub im Stoffwechsel.

▶ Hypoglykämie, ein zu niedriger Zucker- oder Glukosespiegel im Blut, wird durch komplexe Kohlenhydrate zunächst gemildert, schließlich geheilt. Diese Form der Kohlenhydrate ist in Kartoffeln, Naturreis und in allen Gemüsesorten enthalten.

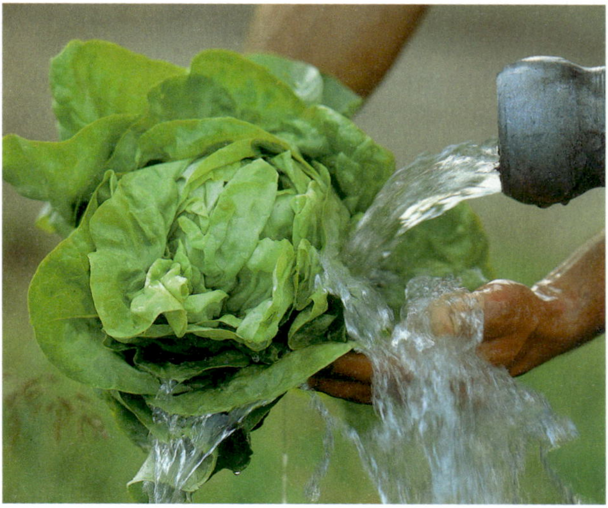

Blattsalate sind nicht nur Grundlage für einen erfrischenden Rohkostteller, sie enthalten auch viel Vitamin C und schützen daher vor Erkältungen.

Fettleibigkeit

Selten ist eine genetische Veranlagung für die Fettleibigkeit verantwortlich, zumeist ist es die Fehlernährung, die die Fettdepots im Körper unnötig anwachsen lässt. Schon in den ersten Lebensjahren wird vor allem durch das Anlernen von Ernährungsgewohnheiten die Anzahl der Fettzellen im Körper vorprogrammiert. Trainieren Sie Ihre Kinder deswegen frühzeitig, gesund zu essen.

Von Fettleibigkeit betroffene Menschen haben bereits um das 20. Lebensjahr bis zu dreieinhalbmal mehr Fettzellen als Schlanke. Diese Fettzellen können praktisch unbegrenzt Triglyzeride (Fettmoleküle) aufnehmen, sie quellen dabei mehr und mehr auf.

Heilen mit Obst und Gemüse

▶ Nicht Fett macht dick, sondern Eiweiß macht schlank, so lautet die Empfehlung moderner Stoffwechselexperten. Die Lösung von Gewichtsproblemen besteht also in einer Verbesserung der Eiweißverwertung.

▶ Dabei helfen natürliche Lezithine, die besonders reich in Sojabohnen bzw. in allen Sojaprodukten wie Tofu enthalten sind.

Wichtig bei Fettleibigkeit

Entgegen den Ansichten von Diätpäpsten und unzähliger »Geheimtipps« vollzieht sich das Abspecken stets in drei Schritten:

- Das Fett muss aus den Fettzellen befreit werden. Dies geschieht einzig und allein durch Stresshormone, die aus Eiweiß bestehen.
- Im Blut zirkulierende Fettmoleküle müssen in die Mitochondrien (Energiebrennkammern) der Körperzellen eingeschleust werden. Dies geschieht durch den Eiweißstoff Karnitin.
- Fettmoleküle müssen in den Energieöfen verheizt werden. Dies geschieht u. a. durch das Schilddrüsenhormon Thyroxin.

▶ Auch alle Samen, Kerne und Keime (z. B. Sonnenblumenkerne) sind reich an Lezithin und eignen sich als Snack oder Zwischenmahlzeit. Das darin enthaltene Phosphatidylcholin (ein B-Vitamin) erhöht die Magensäureproduktion erheblich und sorgt somit für eine optimale Eiweißvorverdauung, außerdem stimuliert diese Cholinform die Aktivität des »Fetttaxis« Karnitin, wirkt also auf zweierlei Weise abspeckend.

▶ Vitamin C (in allen Sorten frischen Obstes) sorgt darüber hinaus für eine erhöhte Aktivität der Schilddrüsenhormone.

Fieber

Fieber ist keine eigentliche Krankheit, sondern nur das Anzeichen für eine solche. Fieber ist viel mehr eine Selbstheilungsreaktion des Körpers. Die Gründe für einen Fieberanfall können sehr unterschiedlich sein: Infektionen (Halsentzündung, Husten, Rachenkatarrh, Schnupfen, grippale Infekte usw.), Vergiftungen und Stoffwechselstörungen, Infektionskrankheiten (Scharlach, Masern usw.), Verletzungen (Wunden, Brüche), Entzündungen, Organschäden (der Bauchspeicheldrüse, Leber, Nieren usw.), Tumoren.

Grundsätzlich sollten Sie die heilenden Kräfte des Fiebers zur Entfaltung kommen lassen. Allerdings kann Fieber eine Menge unangenehmer oder schmerzhafter Begleiterscheinungen wie Kopfschmerzen, Übelkeit, Schüttelfrost usw. auslösen. Dann ist eine mehr oder minder intensive Behandlung angebracht. Der Patient braucht in erster Linie Wärme und Ruhe; außerdem soll er viel trinken, um den Wasserverlust durch das Schwitzen auszugleichen.

Ein altbewährtes Hausmittel gegen Fieber sind Wadenwickel: Legen Sie ein feuchtes, kaltes Handtuch straff um die Unterschenkel, packen Sie ein trockenes darum herum, damit das Bett trocken bleibt, und bleiben Sie so zehn Minuten unter der Bettdecke. Mit einem frischen Wickel können Sie eine zweite Anwendung anschließen.

Heilen mit Obst und Gemüse

- Fieberkranke holen sich häufig ihre Nährstoffe aus eigenen Reserven, entwickeln keinen Appetit. Am besten ist daher eine immunaktive und gleichzeitig gut gewürzte Nährkost: Mischgemüse mit Paprika, Knoblauch, Zwiebeln, gut gewürzte Gemüsebrühen aus frisch zubereitetem Saisongemüse.
- Vitamin C unterstützt die Abwehrreaktionen des Körpers: Lieferanten sind schmackhafte Obstsalate aus Äpfeln, Birnen, Orangen, Beeren, Kiwis, Ananas, Avocados (für die Zufuhr wertvoller Fettsäuren) oder andere exotische Früchte wie Mangos oder Papayas.

Bewegung an der frischen Luft verhilft zu einer regelmäßigen Periode. Dagegen kann sich bei Leistungssport der positive Effekt in sein Gegenteil verkehren – bei Extremsportlerinnen fällt die Regel oft völlig aus.

Frauenleiden

Unter Frauenleiden versteht man Störungen der Regelblutung, Wechseljahrebeschwerden, Störungen im Hormonhaushalt, vegetative Störungen, Schwächezustände, prämenstruelle Spannungen usw. Die Ursachen für diese Leiden sind vielfältiger Natur und werden bestimmt von einem hoch komplizierten Wechselspiel zyklusbedingter Veränderungen und hormoneller Strukturen, der Ernährung und von psychischen Einflüssen wie Stress oder depressiven Stimmungen.

Wichtig bei Frauenleiden

Wärme bzw. Hitze hilft bei Unterleibsbeschwerden.
Meiden Sie Stresssituationen und Überanstrengung.
Belastung des Skeletts durch etwas Sport, Gymnastik und Aufenthalt in hellem Tages- oder Sonnenlicht unterstützen den gesamten Stoffwechsel.

Heilen mit Obst und Gemüse

- Häufig erhöhte und Beschwerden verursachende Hormonwerte in den Tagen vor der Regel werden durch kaliumreiche und relativ eiweiß- und salzarme Kost abgesenkt. Ideal: Avocados. Ebenfalls lindernd: Brokkoli, Bananen, Sellerie, alle Kohlsorten, alle Hülsenfrüchte, Spargel, Kartoffeln. Gemüse am besten ganz ohne Salz zubereiten.
- Eine gezielte Nährstoffzufuhr – um die bei betroffenen Frauen oft schlechten Blutwerte zu verbessern – kann Linderung verschaffen: Vitamin B6 (in Sojabohnen, Bananen, Brokkoli, Spinat, Avocados, Kohl, Blumen- und Rosenkohl, Mais), Magnesium (in Soja, allen dunkelgrünen Blattgemüsen und -salaten, Bananen, Kartoffeln, Tomaten, Hülsenfrüchten), Karotinoide (in gelbem, rotem oder grünem Obst und Gemüse).

Hilfreich bei Gelenkschmerzen ist ein Ruhigstellen des Gelenks, außerdem Wärme (bei Entzündung Eisbeutel), Bestrahlungen, Einreibungen, Wärmepflaster, Heilbäder, Massagen. Belastungen oder ruckartige Bewegungen sollten vermieden werden, wenn das Gelenk kalt oder unterkühlt ist.

Gelenkschmerzen

Ursachen von Gelenkschmerzen sind entweder akute Sportverletzungen oder sonstige stumpfe Verletzungen (Stoß, Schlag, Prellung usw.), ansonsten meist Abnutzung von Gelenken oder Entzündungen.

Abnutzung entsteht meist durch einseitige Belastung und Nährstoffmangel. Durch die Hormonumstellung bei Frauen in den Wechseljahren werden Knochen und Knorpel oft unterversorgt – ein Sachverhalt, der degenerative Gelenkerkrankungen begünstigt. Häufig treten entzündliche und abnutzungsbedingte Gelenkschmerzen gemeinsam auf. In den betroffenen Gelenkhöhlen kann sich Bindegewebe bilden, das die Beweglichkeit des Gelenks weiter einschränkt. Die im Gelenk verbundenen Knochen sind von weichen Knorpeln überzogen, zwischen denen sich die Gelenkschmiere befindet. Um Schmerzen zu lindern und abzubauen, muss die Gleitfähigkeit des Gelenks wiederhergestellt werden.

Heilen mit Obst und Gemüse

▶ Verzicht auf Fleisch ist angesagt: Die darin enthaltene Arachidonfettsäure ist für Gelenkentzündungen mitverantwortlich. Stellen Sie Ihre Nahrung auf essenzielle Fettsäuren um, die andere Prostaglandin-(Gewebehormon-)Typen produzieren und damit Entzündungen lindern: in Mais, Soja, Oliven, Zwiebeln, Knoblauch, Bohnen sowie allen Samen, Kernen und Keimen.

▶ Das Spurenelement Selen (in Spargel, Knoblauch, Pilzen, Kohl, allen Knollen) ist der wichtigste Schutzfaktor gegen freie Radikale für die Gelenkschmiere, insbesondere in Verbindung mit Vitamin E (in Soja, Oliven, Pflanzenölen).

▶ Proteolytische (eiweißzersetzende) Enzyme wie Bromelain in Ananas und Papain in Papayas bauen Bindegewebekomplexe in Gelenken ab, wirken lindernd gegen Schwellungen. Vitamin C (in frischem Obst) hemmt den Histaminausstoß aus Gefäßwänden in Gelenken (mitverantwortlich für Schmerzen).

Sehr empfehlenswert gegen Gelenkschmerzen ist Schwimmen, der ideale Gelenksport schlechthin. Wechseln Sie dabei zwischen Brust- und Rückenschwimmen. Die Stärkung Ihrer Muskulatur hilft, Ihre Gelenke in Zukunft zu entlasten.

Grippaler Infekt

Der grippale Infekt ist die Folge einer Virusinfektion. Rund 200 verschiedene Virustypen können einen grippalen Infekt auslösen, der nicht mit einer richtigen Grippe (Influenza) zu verwechseln ist, die von speziellen Virustypen ausgelöst wird, meist einen schwereren Verlauf nimmt und nicht ungefährlich ist. Kaltes Wetter, Zugluft oder Nässe allein verursachen keinen grippalen Infekt. Sie schwächen aber die Immunabwehr in den Schleimhäuten und begünstigen so Ansiedelung und Ausbreitung von Viren.

Die größte Ansteckungsgefahr geht von Nasensekreten oder Nasenschleim aus, die mit Viren geradezu explosiv aufgeladen sind. Die Viren werden dann über Tröpfcheninfektion oder Fingerkontakt übertragen.

Obst- und Gemüsesäfte sind ideale Hausmittel bei grippalen Infekten. Wegen der notwendigen Flüssigkeitszufuhr empfiehlt es sich, sie mit Wasser verdünnt einzunehmen. Das erhöht auch ihre Bekömmlichkeit.

Heilen mit Obst und Gemüse

- Saftreiches Obst wie Grapefruits, Orangen, Zitronen, Kiwis, Weintrauben, Beeren, Pflaumen, Äpfel, Ananas, Mangos, Papayas oder Avocados ersetzen den Flüssigkeitsverlust durch Schwitzen und liefern dem geschwächten Körper gleichzeitig alle wichtigen Aufbaustoffe.
- Scharfwürzige Gemüsesorten wie Paprika, Zwiebeln, Knoblauch, Fenchel, Porree, Rettich oder Radieschen erhöhen den oft gedrosselten Appetit und wirken desinfizierend auf Schleimhäute. Das Kochwasser nicht wegschütten, es enthält wertvolle Mineralstoffe: Gut gewürzt wird daraus ein gesunder Trunk.

Wichtig bei grippalem Infekt

Am besten vertraut man auf die Selbstheilungskräfte des Körpers. Die akut auftretende Entzündung der Atemwege klingt nach wenigen Tagen wieder ab. Durch bestimmte Maßnahmen werden jedoch Begleitsymptome wie Gliederschmerzen, Mattigkeit oder Husten gelindert. Ideal sind Bettruhe und Wärme, weil dadurch die Stressbelastung gesenkt wird und damit dem Immunsystem mehr an kräftigenden Nährstoffen verbleiben.

Grippe (Influenza)

Grippeimpfstoffe sind auf eine Reihe schon bekannter Viren abgestimmt. Die Vorsorgeimpfung greift daher nicht immer, denn die jährlich aus Asien nach Europa rollende Epidemiewelle bringt jedesmal ein leicht verändertes Virus zu uns. Wichtig ist daher eine rechtzeitige Kräftigung des Immunsystems.

Die Grippe ist eine ansteckende Infektion – und im Gegensatz zum grippalen Infekt eine ernst zu nehmende Erkrankung. Sie wird als Tröpfcheninfektion durch Influenzaviren übertragen und tritt häufig als Epidemie mit oft verheerenden Folgen auf. Die Inkubationszeit, der Zeitraum zwischen Ansteckung und Ausbruch der Krankheit, beträgt mehrere Stunden bis einige Tage.
Die Erreger werden über die Atemluft oder über persönlichen Kontakt übertragen. Sie dringen zerstörend in die Schleimhäute der oberen Luftwege ein (Nase, Hals, Rachen, Bronchien usw.). Grippe kann zu schweren Komplikationen wie einer Mittelohrentzündung, Bronchitis oder einer Lungenentzündung führen, die sich für ältere Menschen lebensbedrohlich auswirken kann.

Heilen mit Obst und Gemüse

▶ Allizinhaltige Gemüse wie Zwiebeln, Knoblauch und Lauch stärken den körpereigenen Abwehrkampf gegen die Influenzaviren.
▶ Vitamin-C-haltige Obst- und Gemüsesorten kräftigen die weißen Blutkörperchen der Immunabwehr und aktivieren die Produktion von virentötenden Antikörpern.

Wichtig bei Grippe

Grippekranken helfen vor allem Wärme, Ruhe und viel trinken (heiße Tees). Die Zimmerluft sollte nicht zu trocken sein, damit die Sekretbildung in Lunge, Rachen oder Nase nicht behindert wird. Milch kann – im Gegensatz zu Obstsäften, Tee oder Mineralwasser – bei manchen Patienten den Schleim verdicken, so dass er weniger leicht abgehustet werden kann.

Hämorrhoidalbeschwerden

Hämorrhoiden sind ein Gefäßpolster unter der Analschleimhaut. Sie können durch übermäßiges Pressen beim Stuhlgang oder erhöhten Gewichtsdruck in der Schwangerschaft anschwellen. Ursache für geschwächte Gefäßwände, Darmträgheit und Verstopfung ist fast immer eine Fehlernährung.
Wer unter Hämorrhoiden leidet, sollte seine Ernährung auf vollwertige Kost mit naturbelassenen Lebensmitteln umstellen. Vermeiden Sie auch angestrengtes Pressen beim Stuhlgang (der Verzehr bestimmter Obst- und Gemüsearten führt zu einem weicheren Stuhl). Gegen Hämorrhoidenschmerzen helfen mehrmals täglich Sitzbäder (z. B. mit Teebaumöl), aber auch Eispackungen.

Venenwände sind dünn und dehnbar, sie dienen nämlich als Blutreservoir bei eventuellen Verletzungen mit erhöhtem Blutverlust. Deshalb brauchen Venen bzw. das sie umschließende Bindegewebe kräftigende, Nährstoffe wie Vitamin C, Rutin und Zink.

Heilen mit Obst und Gemüse

- Ballaststoffreiches Obst und Gemüse sorgen für eine rasche Darmpassage des Nahrungsbreis, beseitigen Darmträgheit und Verstopfung – und somit die Hauptursachen von Hämorrhoidalbeschwerden. Ideales Obst sind Äpfel, Birnen, Avocados, alle Beeren, Ananas, Datteln und Feigen, Kiwis, Pfirsiche, Pflaumen, Quitten, Rhabarber, Stachelbeeren und Weintrauben. Besonders ballaststoffreiches Gemüse sind Auberginen, alle Kohlsorten, Chicorée, Brokkoli, Rüben, Möhren, Kohlrabi, Porree, Rettich, Sellerie, Spargel und Spinat.
- Die wichtigsten Nährstoffe für die empfindlichen Venen: Vitamin C finden Sie in frischem, möglichst säuerlichem Obst; Rutin, ein Pflanzenschutzstoff, ist reichlich enthalten in Buchweizen; das Spurenelement Zink liefern Spargel, alle Kohlsorten, Rüben, Mais, Hülsenfrüchte wie Bohnen, Erbsen und Linsen, Zwiebeln, Kartoffeln, Sojabohnen und Spinat.

Harnwegsentzündung

Die Entzündung der Harnröhre wird oft begleitet von einer Blaseninfektion. Viren, Bakterien, Pilze, Allergien oder Alkoholmissbrauch können Harnwegsentzündungen verursachen. Frauen sind häufiger betroffen als Männer, da ihre Harnröhre kürzer ist.

Heilen mit Obst und Gemüse

Bei Harnwegsentzündungen sind Wärme, warme Unter- und Bettwäsche angebracht. Kaffee und Alkohol möglichst meiden; ansonsten viel Tee und Saft trinken. Antibiotika sollten Sie sich erst bei schweren Entzündungen verschreiben lassen.

▶ Karotinoide bzw. das aus ihnen im Körper entstehende Retinol (Vitamin A) ist Hauptschutzfaktor für das Epithelgewebe der Schleimhäute im Bereich der ableitenden Harnwege. Nur geschützte Schleimhäute sekretieren genug so genannte Immunglobuline vom Typ A, Hauptfaktor gegen einen Befall durch Krankheitserreger. Vitamin A bezieht der Körper aus gelben, roten und dunkelgrünen Obst- und Gemüsesorten.

▶ Ein zu hoher pH-Wert in Schleimhäuten (also zu wenig Säure, die Bakterien abtötet) begünstigt das Ausbreiten von Bakterien (z. B. Kolibakterien) und das An-

Wichtig bei Harnwegsentzündung

Verschleppen Sie die Entzündung nicht, sie kann üble Folgen haben, im schlimmsten Fall sogar chronische Nierenschäden. Je früher Sie einschreiten, desto sanftere Methoden wirken. Säfte der Preisel- und der Johannisbeere senken den pH-Wert des Urins und schaffen eine feindliche Umgebung für Bakterien. Harnwege sind ein klassisches Einsatzfeld von Tees, hauptsächlich durch ihre Spülwirkung. Blasen- und Nierentees enthalten Wirkstoffe aus Birkenblättern, Goldrutenkraut, Brennnesselkraut und weiteren Pflanzen. Der Apotheker berät Sie gern.

siedeln von Pilzen (z. B. Candida albicans), das zu Brennen und Jucken sowie gelbgrünem, schaumigem, übelriechendem Ausfluss führen kann. Dagegen helfen vitaminreiches Obst (ideal: Zitronen; die sollten Sie am besten samt Fruchtfleisch essen) sowie Zwiebeln, Knoblauch, Meerrettich, Rettich, Radieschen mit ihrem jeweils hohen Gehalt an ätherischen Ölen und schwefelhaltigen Verbindungen, die antibakteriell und antimykotisch (d. h. gegen Pilze) wirken.

Gegen Hautpilz helfen gründliche Hygiene, häufiges Waschen mit Seife und Wasser, austrocknende Maßnahmen durch Sonne und Luft. Wichtig ist der Verzicht auf Schleim und Säure bildende Lebensmittel wie helle Mehlspeisen oder Süßes.

Hautpilz

Die Pilzerkrankung der Haut kann durch Übertragung von Mensch zu Mensch oder vom Tier auf den Menschen hervorgerufen werden; häufig sind Haustiere oder Kulturfolger wie Tauben infiziert. Pilze können auch von verunreinigten Gegenständen auf den Menschen übertragen werden. Die Pilze dringen in die Haut ein, so dass es zu Immunreaktionen und Entzündungen kommt.

Heilen mit Obst und Gemüse

- Antimykotisch (pilztötend) wirkt das im Knoblauch, Lauch oder Bär- und Schnittlauch enthaltene Lauchöl mit seinem Hauptbestandteil Allizin. Knoblauch ist speziell geeignet für eine Kur gegen Vaginalpilze.
- Pilzhemmende Nahrungsmittel sind Soja- bzw. andere Bohnen und Hülsenfrüchte, Pilze und Rettich.
- Alle stärkereichen Lebensmittel wie Möhren, Kartoffeln, Topinamburen, Rüben oder Pastinaken gehören regelmäßig auf den Speiseplan. Der Gemüseanteil an der Nahrung sollte 40 bis 50 Prozent betragen. Alle Grüngemüse enthalten viel Chlorophyll (Pflanzenfarbstoff), der der Ausbreitung von Pilzen entgegenwirkt.

Heuschnupfen

Heuschnupfen ist eine allergische Reaktion gegenüber Pollen (bzw. gegenüber Proteinbestandteilen pflanzlicher Pollen) von Gräsern, Sträuchern oder Bäumen, auch Heufieber genannt. Ursache ist ein fehlgeleitetes Immunsystem und als Folge davon eine Überempfindlichkeit gegen bestimmte Substanzen wie Samen-, Blumen-, Gras- oder Baumblütenstaub. Bei allergischem Schnupfen können auch Schimmelpilze, Staub, Milben, Rauch usw. die Ursache sein.

Heilen mit Obst und Gemüse

Entfernen Sie so viele allergene Reizspender wie möglich aus Ihrer Umgebung. Heuschnupfen kann eindeutig pollenbezogen sein, muss es aber nicht. Versuchen Sie also den Verursacher herauszufinden und ihm möglichst aus dem Weg zu gehen.

- In einer wissenschaftlichen Studie in den USA wurden durch eine Vegandiät (Verzicht auf Fleisch, Fisch, Geflügel, Eier und Milch) 92 Prozent der Versuchspersonen von ihren Beschwerden befreit.
- Ideale Lebensmittel mit entzündungs- und allergiehemmenden Wirkstoffen sind Salat, Möhren, Rüben, Zwiebeln, Sellerie, Kohl, Blumenkohl, Brokkoli, Gurken, Rettich und alle Bohnen außer Sojabohnen.
- Kartoffeln sollen nur begrenzt gegessen werden, Äpfel und Zitrusfrüchte möglichst gar nicht.
- Hilfreich ist der Verzehr von Beeren aller Art sowie von Pflaumen und Pfirsichen.

Husten

Ursache des Hustens ist meistens Schleim, der als Reaktion auf Infektionen bzw. Entzündungen in den Atemwegen gebildet wird. Dieser Schleim kann in der Brust, aber auch in Nase und Rachen entstehen. Rauchen reizt die Lunge und verstärkt die Symptome. Husten kann ein

Selbstheilungsvorgang des Körpers sein und muss nicht immer behandelt werden. Dies zu entscheiden, sollte man jedoch dem Arzt überlassen. Husten kann auch Anzeichen einer ernst zu nehmenden Lungenerkrankung sein.

Der Griff zur Medikamentenschachtel ist auch bei Husten nicht die beste Maßnahme. Vielleicht schaffen auch Inhalationen Linderung: Kamillenblüten, Thymiankräuter oder Fenchelsamen eignen sich zur Herstellung eines entsprechenden Suds.

Heilen mit Obst und Gemüse

▶ Je massiver die Abwehrreaktionen des Immunsystems durch Nährstoffe unterstützt werden, desto rascher klingt ein Husten ab. Ideal sind frisches Saisonobst, Salate, Rohkostteller, kurz gegarte Gemüse. Schleimlösend sowie antibakteriell wirken Zwiebeln, Knoblauch, Fenchel und ätherische Öle wie Kampfer, Eukalyptus, Menthol, Pfefferminze, Thymian.

▶ Den besten Schleimhautschutz liefern die Vitamine A (in dunkelgrünen Blattgemüsen und -salaten, Möhren, Aprikosen, Melonen, Mangos, Papayas) und C (besonders in frischem Obst).

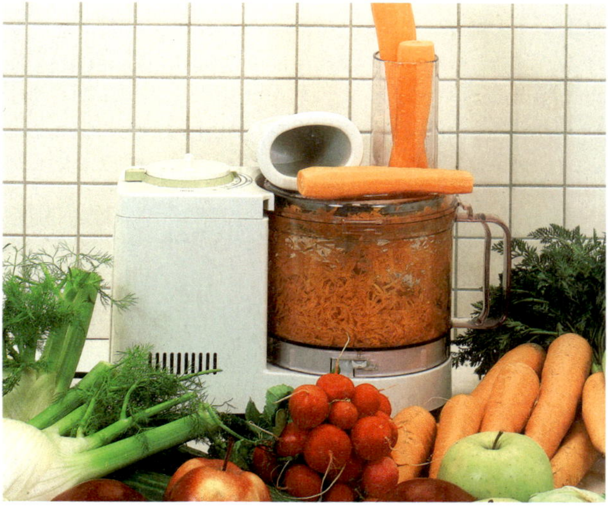

Gemüse- und Fruchtsäfte gegen Husten: Sie liefern Vitamin A für die angegriffenen Schleimhäute sowie die dringend benötigte Flüssigkeit.

Ischiasleiden

Ischiasschmerzen und Hexenschuss lassen sich klar unterscheiden: Nur bei der Ischialgie (Ischias ist der Name des betroffenen Nervs) strahlt der Schmerz in ein Bein aus – je nachdem, von welchen Wirbeln die Nervenwurzeln gereizt werden, sogar bis in die Zehenspitzen.

Der Ischias, wie er allgemein genannt wird, ist eine schmerzhafte Erkrankung eines oder beider Hüftnerven. Meist liegt die Verrenkung eines Lendenwirbelkörpers oder ein Bandscheibenvorfall zugrunde. Begünstigt wird das Auftreten von Ischiasbeschwerden durch Unterkühlung des Lendenwirbelbereichs durch Nässe, Zugluft oder Kälte. Ischiasschmerzen können aber auch rheumatisch oder entzündungsbedingt auftreten.

Heilen mit Obst und Gemüse

▶ Der oft quälende Entzündungsschmerz, der durch Dauerreizung von Nerven bzw. deren Wurzeln entsteht, klingt bei entsprechender Kost oft ab oder wird gelindert. Verantwortlich sind so genannte Prostaglandine und Leukotrine (Gewebehormone). Ideale Kost: Sojaprodukte, Bohnen, Oliven, Mais sowie alle Keime, Samen, Kerne oder Sprossen.

▶ Kapsaizin (in Paprika, Pepperoni, Pfeffer) entzieht dem Gewebe den Schmerzreizstoff Substanz P, wirkt somit lindernd.

▶ Durchblutungsfördernd und damit wärmespendend und schmerzlindernd wirken Knoblauch, Zwiebeln,

Wichtig bei Ischiasleiden

Vorbeugend gegen Ischiasschmerzen wirkt eine Kost, die Muskeln gleichzeitig kräftigt und entspannt. Hilfreich bei akuten Beschwerden sind durchblutungsfördernde Maßnahmen wie Wärme, Heilbäder, Massagen, Fangopackungen und entsprechende Salben, aber auch Ruhigstellung. Wichtig ist auch eine Ernährung mit durchblutungsfördernden Lebensmitteln.

Lauch, Schnittlauch, Bärlauch und Schalotten. Diese Pflanzen arbeiten zudem antiphlogistisch (entzündungslindernd), indem sie die Prostaglandinsynthese, die Erzeugung des Entzündungsstoffs, hemmen.

▶ Vitamin C (in frischem, möglichst säuerlichem Obst) ist ein natürliches Antihistaminikum, unterbindet einen entzündungsfördernden Histaminausstoß im betroffenen Gewebe.

Langfristig bekämpft man Karies durch das Vermeiden von Zucker oder zuckerhaltigen Lebensmitteln. Mit Fluoriden angereicherte Zahnpasten können zur Neuverkalkung beitragen und geschädigte Zähne mit Mineralien versorgen. Nach dem Essen immer Zähne putzen oder Zahnkaugummi kauen.

Karies

Karies wird hervorgerufen durch die Einwirkung von Säure, die von Bakterien produziert wird, auf Zähne und Zahnschmelz. Diese Bakterien ernähren sich vorwiegend von Zuckerresten auf dem Zahnbelag. Ihre Ausscheidungsprodukte oder Gärungssäuren fressen den Zahnschmelz an.

Heilen mit Obst und Gemüse

▶ Erste Voraussetzung ist ein Verzicht auf plaquebildende Lebensmittel wie Süßigkeiten, süße Getränke, helle Mehlprodukte (Nudeln, Pizza, Weißbrot usw.). Auch die Fruktose (Fruchtzucker in sehr süßem Obst) kann eine Kariesentwicklung begünstigen.

▶ Zu einem gesunden Speichelmilieu tragen komplexe Kohlenhydrate bei, wie sie beispielsweise in Sellerie, Kohl, Möhren, Kartoffeln, Mais oder Hülsenfrüchten enthalten sind.

▶ Wässrige Obstsorten wie Orangen, Grapefruits, Zitronen, Kiwis, Beeren, Kirschen oder Weintrauben stimulieren den Speichelfluss und tragen damit wirksam zum Ausschwemmen von Bakterien aus dem Mundbereich bei.

Kopfschmerzen

Dumpf-schmerzhafter Kopfdruck mit Klopfempfindungen ist oft Folge mangelnder Durchblutung der Hirngefäße. Kopfschmerzen folgen häufig auf eine Infektion oder begleiten sie. Bei starken Kopfschmerzen können Schmerzmittel wie Azetylsalizylsäure (ASS) helfen.

Bei Frauen häufen sich Kopfschmerzattacken oft während der Menstruation. Wetterfühligkeit, Stress, Überlastung, Hunger, übermäßige Müdigkeit, Sauerstoffmangel oder Alkoholmissbrauch können genauso Ursache sein wie psychische Probleme.

Heilen mit Obst und Gemüse

▶ Vitamin C (in frischem Obst) ist der wichtigste natürliche Histaminhemmer; das Vitamin blockiert den Ausstoß entzündungsverursachender Eiweißstoffe aus so genannten Mastzellen in Gefäßwänden.

▶ Gängige Kopfschmerzmittel wirken als so genannte Prostaglandinsynthesehemmer, sie unterbinden die körpereigene Produktion bestimmter Mediatoren oder Gewebehormone, die für Schmerzempfindungen verantwortlich sind. Hemmend auf diese Schmerzauslöser wirken aber auch pflanzliche, mehrfach ungesättigte

Wichtig bei Kopfschmerzen

Weil die Ursachen von Kopfschmerzen vielfältiger Natur sein können, ist es ratsam, die näheren Umstände systematisch zu notieren, falls der Schmerz häufiger auftritt. Vermerken Sie:

- Wann und auf welche Weise der Schmerz jeweils auftritt
- Wann er seinen Höhepunkt erreicht
- Wie lange er anhält
- Auf welche Weise er abklingt

So lässt sich am ehesten ermitteln, ob der Schmerz im Zusammenhang oder in zeitlicher Beziehung mit bestimmten Gewohnheiten steht.

Fettsäuren in Sojabohnen und Sojaprodukten, Oliven, Avocados sowie allen Pflanzenölen. Wichtig: Verzichten Sie auf tierische Fette!

Krampfadern

Krampfadern sind erweiterte, geschlängelt verlaufende Venen, besonders in den Beinen. Hervorgerufen werden sie von einem Blutstau bei Venenschwäche infolge mangelhafter Versorgung der Venenwände. Übergewicht oder eine Schwangerschaft sowie eine Beschäftigung im Stehen begünstigen die Bildung von Krampfadern.
Eine Ernährung, die die Entstehung von Krampfadern langfristig bekämpfen will, muss darauf abzielen, Venenwände zu kräftigen, Austritte von Blutwasser ins angrenzende Gewebe (Ödeme, Schwellungen) zu verhindern und die Durchblutung zu verbessern.

Regelmäßige körperliche Übungen, Spaziergänge, Wandern, Schwimmen, Rad fahren usw. fördern die Venendurchblutung und verhindern die Bildung von Krampfadern. Zu langes Stehen sollte vermieden werden, wichtig ist die Reduzierung des Körpergewichts bei Übergewichtigen.

Heilen mit Obst und Gemüse

- Während Arterien von feinen Muskelpaketen gestützt sind, sind Venen im Wesentlichen lediglich von Bindegewebe umpackt. Diese Gefäßwände haben einen steten Bedarf an bestimmten Nährstoffen; nur so können sie fest, dicht und elastisch bleiben. Wichtig sind das Spurenelement Zink (in allen Hülsenfrüchten, allen Kohlarten, allen Knollengemüsen, in Zwiebeln, Kartoffeln, Mais, Sojaprodukten, Spinat), Vitamin C (im Fruchtfleisch von frischem, möglichst säuerlichem Obst) und das Bioflavonoid Rutin (in Buchweizen).
- Zwiebeln, Knoblauch, Lauch, Fenchel, Paprika wirken durchblutungsanregend, kurbeln den Blutfluss im manchmal »stehenden« Kreislauf im Krampfadernbereich an.

Kreislaufbeschwerden

Die Gründe für Kreislaufbeschwerden sind sehr unterschiedlich: Infektionen, Blutverlust, Allergien, Fehlernährung, Stress. Auch Alkoholmissbrauch, organische Krankheiten oder Schlafstörungen können zu Kreislaufbeschwerden führen; ebenso Übergewicht, zu wenig Bewegung, mentale Einflüsse wie Konflikte, Probleme, nervöse Unruhe und Stressfaktoren. Als geeignete Gegenmaßnahme müssen Herz und Gefäßsystem unterstützt werden: durch Bewegung an frischer, sauerstoffreicher Luft, durch ausreichend Schlaf und gesunde Ernährung.

Durchblutungsstörungen an den äußeren Extremitäten sind häufig ein Zeichen für eine Kreislaufstörung. Gegen kalte Hände und Füße hilft oft schon ein wenig Bewegung, um die Durchblutung anzuregen, ebenso wie morgendliche heiß-kalte Wechselduschen und Kneippanwendungen.

Heilen mit Obst und Gemüse

▶ Kalium ist das Mineral, das beruhigend, lindernd und heilend auf die meisten Kreislaufbeschwerden einwirkt. Es ist im Stoffwechsel Gegenspieler von Natrium (im Kochsalz), balanciert damit Blutdruckunterschiede aus. Enthalten ist Kalium in vielen Gemüsesorten, vor allem in Avocados, Spinat, Brokkoli, Bananen, Kartoffeln, Sellerie, allen Kohlsorten, Grüngemüse, Hülsenfrüchten und Spargel.

Wichtig bei Kreislaufbeschwerden

Fettreiche Kost führt zu Ablagerungen an den Arterieninnenwänden und damit zu mangelhafter Durchblutung. Salzreiche Kost bindet Wasser, vergrößert auf diese Weise das Blutvolumen und erhöht zusätzlich die Gefäßwandspannung. Diese beiden Faktoren wirken gleichermaßen blutdruckerhöhend. Auch Nikotin verengt die Gefäße und verschlimmert so die Symptome von Kreislaufbeschwerden.

▶ Vitamin C ist das weitaus beste Heilmittel bei Kreislaufbeschwerden, die durch Gefäßschwäche hervorgerufen werden. Vitamin C ist enthalten in allen säuerlich-süßen Früchten wie Südfrüchten, Kiwis, Weintrauben, Beeren usw.

Magenbeschwerden

Die Ursachen von Magenbeschwerden sind meist Fehlernährung, Enzymmangel, Magensäuremangel, Über- oder Untersäuerung, Lebensmittelunverträglichkeit, Lebensmittelvergiftung, Unterkühlung, Schleimhautreizungen oder Geschwüre. Auch Alkohol und andere Genussgifte können die Magensäureproduktion beeinflussen und zu Beschwerden führen.

Heilen mit Obst und Gemüse

▶ Meiden Sie schwer verdauliche Speisen wie Kohl, feuchtes oder schlecht abgelagertes Brot, vor allem aber fettes Fleisch, fette Saucen oder Bratkartoffeln. Empfohlen werden leichte Lebensmittel wie leicht gegarte Gemüse, Rohkost, Salate.

▶ Die Vitamine B1, B3, B6 (vorwiegend in Sojaprodukten, Hülsenfrüchten, Grüngemüse und allen Samen und Kernen enthalten) sorgen für eine gesunde Funktion der Magenschleimhäute und für ein ausreichendes Maß an Magensäure.

▶ Das Epithelgewebe der Magenschleimhäute ist kurzlebig, muss ständig geschützt und erneuert werden. Voraussetzung dafür ist Vitamin A (in allen gelben, grünen und roten oder orangefarbenen Obst- und Gemüsesorten). Bei Vitamin-A-Mangel kommt es zur Metaplasie (Umwandlung) von Flimmerhaarzellen zu verhornten

Mehrere kleine Mahlzeiten – über den Tag verteilt – sind besser als drei umfangreiche. Sehr kalte oder sehr heiße Getränke können die empfindlichen Magenschleimhäute reizen. Eine wichtige Voraussetzung für eine optimale Magentätigkeit ist gründliches Kauen.

Zellen und damit zur Austrocknung und Verhornung von Teilen der Magenschleimhaut. Die Folge: mangelnde Schleimbildung, ungenügende Infektionsabwehr gegen Bakterien, Magenbeschwerden.

Bei den meisten Magen-Darm-Störungen hat es sich bewährt, statt zweier großer Mahlzeiten mehrere kleine Zwischenmahlzeiten, über den Tag verteilt, zu sich zu nehmen und vor allem abends nichts mehr zu essen.

Magen-Darm-Störungen

Die Ursachen für Magen-Darm-Störungen können sehr unterschiedlich sein: Infektion, Allergie, Lebensmittelvergiftung, Enzymmangel, Mangel an Magensäure, zu lange Verweildauer des Nahrungsbreis im Darm, Fäulnis- und Gärungsprozesse. Häufig haben Verdauungsstörungen ihren Ursprung im Magen, weil Bakterien oder Pilze, die in Lebensmitteln vorhanden sind, nicht ausreichend durch die Magensäure abgetötet werden. Sie gelangen dann in den Dünndarm, wo sie für Durchfall und Blähungen verantwortlich sind.

Heilen mit Obst und Gemüse

▶ Ballaststoffreiche Kost sorgt für eine raschere Darmpassage des Nahrungsbreis und befreit von Verstopfung: Ideal sind alle Gemüse, vor allem die Kohlsorten, und alle wässrigen Obstsorten.

Wichtig bei Magen-Darm-Störungen

Bei Magen-Darm-Störungen hat sich immer eine Umstellung der Ernährung bewährt. Eine gesunde Kost sorgt innerhalb weniger Tage für eine Mehrproduktion an Magensäure sowie für erhöhte Darmperistaltik (Darmmuskelbewegung) mit rascherer Darmpassage, wodurch u. a. Darmträgheit, Verstopfung und Darmschleimhautschäden vorgebeugt wird.

▶ Sojaprodukte (wie z. B. Tofu) versorgen den Vagusnerv mit dem wichtigen Zündstoff Azetylcholin, wodurch die Sekretion von Magensäure angeregt wird. Die Folge: Eiweiß wird besser verdaut, fault nicht mehr unter lästigen Begleitsymptomen im Darm, durchfallverursachende Bakterien werden abgetötet.

Eine Zahnfleischentzündung kann auf die Mundschleimhaut übergreifen. Häufig kommt es auch im Verlauf von fieberhaften Erkrankungen zu Fieberbläschen und einer Entzündung der Mundschleimhaut. Auch Aphthen sind eine Erscheinung der Mundschleimhautentzündung.

Mundschleimhautentzündung

Ursache einer Mundschleimhautentzündung ist meist eine Infektion, hervorgerufen durch Bakterien, Pilze oder Viren. Fehlernährung mit Mangelfunktion des Immunsystems begünstigt die Entwicklung einer Entzündung, ebenso eine allergische Reaktion im Mundbereich (z. B. auf bestimmte Lebensmittel wie Eier, Milch und schadstoffbelastetes Obst).
Ausreichende Mund- und Zahnhygiene erschwert Bakterien, Pilzen und Viren das Ansiedeln im Mundraum. Wichtig ist der Aufbau eines kräftigen Immunsystems durch nährstoffreiche Kost. Krankheitserreger können sich nur dann explosiv vermehren und eine Entzündung hervorrufen, wenn das Immunsystem geschwächt ist.

Heilen mit Obst und Gemüse

▶ Viel frisches Saisonobst, Rohkost und kurz gegartes Gemüse stärkt das Immunsystem. Besonders wichtig: Vitamin C (in säuerlichem Obst), Vitamin A (in gelbem, grünem und rotem Obst und Gemüse), Vitamin E (in Soja, Oliven, Mais, Pflanzenölen) und Selen (in Knollengewächsen, Kohl).

▶ Knoblauch, Zwiebeln, Porree, Schnittlauch und Bärlauch wirken desinfizierend und damit antibakteriell und antimykotisch (pilztötend) auf Schleimhäute.

Nebenhöhlenentzündung

Nebenhöhlen sind Lufträume, die mit Schleimhäuten ausgekleidet sind und mit der Nase über stricknadeldünne Kanälchen in Verbindung stehen. Wenn diese dünnen Röhrchen verstopft sind und der Luft- und Sekretaustausch nicht mehr möglich ist, kommt es zu Entzündungen und Schmerzen.

Die Entzündung der Nebenhöhlen, die an die Nase angrenzen, hat ihre Ursache normalerweise in einer Bakterien- oder Virusinfektion, die entweder durch Erkältung, Durchnässung, Zugluft oder Durchkühlung ausgelöst wird oder die auf eine bereits bestehende Infektion im Hals-, Nasen-, Rachenraum folgt. Die verursachenden Erreger siedeln meist ständig in den Schleimhäuten, breiten sich aber bei nachlassender Immunkraft rasch aus. Eine Nebenhöhlenentzündung kann auch durch direkte Reize auf die Nasengänge entstehen (z. B. durch Rauchen, Wassereintritt in die Nase, Allergien).

Heilen mit Obst und Gemüse

▶ Ätherische Öle, beispielsweise die Aromastoffe in Knoblauch, Zwiebeln, Porree, Rettich, Radieschen und Meerrettich, wirken antibakteriell und pilztötend. Auch Inhalationen mit Menthol, Kampfer oder Eukalyptus wirken lindernd.

Wichtig bei Nebenhöhlenentzündung

Wenn Sie den Kopf ganz nach unten neigen und dann in den Kieferhöhlen einen Druck verspüren, sind diese angefüllt. Genaueres zeigt sich dem Hals-Nasen-Ohren-Arzt auf dem Röntgen- oder Ultraschallbild. Jetzt gilt es, die Ausweitung der Entzündung auf die anderen Nebenhöhlen und ihren Durchbruch ins Gehirn abzuwenden. Zunächst wird es der Arzt mit Rotlichtbestrahlung, Inhalationen und begleitender Medikation versuchen, ansonsten muss gespült werden. Das ist nicht gerade eine angenehme Behandlung, also gehen Sie rechtzeitig zum Arzt!

▶ Obst, Salat, Rohkost und kurz gegartes Gemüse kräftigen das Immunsystem und beschleunigen auf diese Weise den Heilungsvorgang.

Rheumatische Beschwerden

Rheumabeschwerden äußern sich als schmerzhafte Erkrankung von Muskeln, Gelenken, Sehnen, Schleimbeutel oder Bindegewebe. »Rheuma« hat so viele Erscheinungsformen, dass eine Bewertung als eigenständige Krankheit eigentlich gar nicht möglich ist. Man unterscheidet zwischen entzündlich-rheumatischen Erkrankungen (verursacht vorwiegend durch Infektionen), degenerativen Erkrankungen (hauptsächlich durch Abnutzung verursacht) und dem Weichteilrheumatismus von Muskeln, Sehnen, Schleimbeuteln, Fettgewebe oder Nerven.

Bei Rheumatikern liegt häufig eine Verschlackung des Verdauungsapparats vor. Eiweiß- und Fettstoffwechsel laufen meist nur noch mit halber Kraft, Proteine und Fette lagern sich unverarbeitet ab und werden zu einer schweren Belastung für den Körper. Ein Fasten- und Entschlackungsprogramm kann rheumatische Beschwerden lindern.

Heilen mit Obst und Gemüse

▶ Meiden sollte man tierische Fette (in Fleisch, Wurst), die über körpereigene Mediatoren Entzündungen auslösen können, Nikotin und einseitige Dauerbelastungen. Alkohol und Kaffee sollten nur in Maßen getrunken werden.

▶ Zum Schutz der empfindlichen so genannten Glykosaminoglykane (bilden die gallertartige Gleitmasse in Gelenken) sind die Schutzfaktoren Selen (in Knollengemüse, Kohl), Vitamin C (in frischem Obst) und Vitamin E (in Soja, Oliven, Pflanzenölen) unerlässlich.

▶ Entzündungs- und schmerzhemmend bei Weichteilrheuma wirken pflanzliche, mehrfach ungesättigte Fettsäuren (in Avocados, Oliven, Sojabohnen, Samen, Kernen und Nüssen).

Schlafstörungen

Stress, Missbrauch von Genussmitteln wie Alkohol, Nikotin, Kaffee kann zu Schlafstörungen führen. Weitere mögliche Gründe sind zu schwere Abendmahlzeiten, Überproduktion von wach machenden Tageshormonen wie Adrenalin, Kortisol oder ACTH (adrenokortikotropes Hormon), depressive oder euphorische Stimmungszustände, Schichtarbeit und sogar magnetische Felder des Mondes.

Bevor man zu Medikamenten greift, sollte man versuchen, seinen Körper und seinen Geist auf die Nachtruhe einzustimmen. Vielleicht macht Sie ein kurzer Abendspaziergang müde, ein (nicht zu spannendes) Buch oder auch entspannende Meditationsmusik.

Heilen mit Obst und Gemüse

▶ Eine sehr wichtige Voraussetzung für einen gesunden Schlaf ist eine ausreichende Tryptophanzufuhr ins Gehirn. Diese Aminosäure ist in Gemüse und Hülsenfrüchten enthalten, allerdings weniger konzentriert als andere Eiweißbausteine.

▶ Süßes Obst wie Weintrauben, Kirschen, reife Pflaumen usw. helfen Tryptophan beim Transfer durch die

Wichtig bei Schlafstörungen

Generell kann man die meisten Ursachen von Schlafstörungen durch einige einfache Maßnahmen beheben. Dazu gehören die Berücksichtigung des persönlichen Schlafbedürfnisses, das bei jedem Menschen anders ist, ein fester Lebensrhythmus mit festen Weck- und Einschlafzeiten, ein gutes Bett, Vermeidung von Licht und Lärm beim Einschlafen, keine schweren Mahlzeiten zum Abendessen und eine positive Stimmung beim Zubettgehen. Denken Sie an etwas Angenehmes. Dies fließt auch in Ihre Traumwelt ein und beruhigt Ihre Nerven.

Blut-Hirn-Schranke. Bestimmte Gehirnzellen synthetisieren dann aus Tryptophan den Nervenreizstoff Serotonin. Aus dem entsteht wiederum in der Zirbeldrüse das Schlafhormon Melatonin.

▶ Für diese Stoffwechselschritte sind Vitamin C (in frischem Obst), Vitamin B6 (in Sojaprodukten, Bananen, Spinat, Avocados) und das Spurenelement Mangan (in Spinat, Hülsenfrüchten, Biokartoffeln mit Schale, Samen, Kernen) unerlässlich.

Verdauungsstörungen

Mangelhaftes Kauen, zu wenig Magensäure, unausgewogene Ernährung (zu viel Fettes, Süßes, zu wenige Ballaststoffe), Enzymmangel und Missbrauch von Genussmitteln wie Alkohol, Nikotin oder Kaffee sind die Ursachen von Verdauungsstörungen. Eine Kost aus naturbelassenen Lebensmitteln wie Obst, Rohkost, Salat, Gemüse verursacht keinerlei Beschwerden. Unsere Bauchspeicheldrüse (Pankreas) liefert Enzyme für die Darmverdauung (Lipasen für Fett, Amylasen für Kohlenhydrate, Proteasen für Eiweiß), bei Fehlernährung ist sie dazu jedoch häufig nicht mehr in der Lage. Unverdautes belastet dann den Darm, wird dort von Bakterien in ungesunde Produkte aufgespalten, was zu massiven Störungen führt. Der Missbrauch von Genussmitteln beeinträchtigt die Funktion der Magen- und Darmschleimhäute, die dann nicht mehr voll funktionsfähig sind.

Beschwerden, die sich an den Darmfunktionen zeigen, können später auch andere Organe in Mitleidenschaft ziehen. Viele Leiden lassen sich auf gestörte Darmfunktionen und damit auf einen mangelhaften Abtransport des körpereigenen »Mülls« zurückführen. Die Entschlackung des Darms durch eine Ernährungsumstellung hilft daher letztlich dem ganzen Körper.

Heilen mit Obst und Gemüse

▶ Ballaststoffreiches Obst und Gemüse wie Äpfel, Aprikosen, Birnen, alle Beeren, Pfirsiche, Pflaumen, Weintrauben, alle Kohlsorten, Brokkoli, Auberginen, Chicorée, Möhren, Kartoffeln, Kohlrabi, Rettich, Sellerie und Spinat sorgen für eine gesunde Darmpassage und beseitigen Magen- und Darmstörungen.

▶ Diese Früchte und Gemüse enthalten auch Enzyme, die die Bauchspeicheldrüse entlasten. Ideal sind Rohkostteller mit ihrem Reichtum an Vitaminen.

Die wichtigste Prophylaxe gegen Zahnfleischentzündung ist eine ausreichende Mundhygiene mit häufigem Zähneputzen und Mundspülen. Auch sorgfältiges Kauen ist wichtig, da es die Durchblutung des Zahnfleischs fördert.

Zahnfleischentzündung

Erkältungskrankheiten, Vitamin-C-Mangel, vernachlässigte Mundhygiene, Infektionen (Bakterien, Viren, Pilze) und ungenügende Kautätigkeit können zu akuten oder chronischen Entzündungen des Zahnfleischrands oder des Zahnfleischs führen.

Heilen mit Obst und Gemüse

▶ Bakteriellen Belägen muss durch Zähneputzen und eine Immunkost vorgebeugt werden: viel frisches Obst mit Vitamin C, karotinreiche Kost für Vitamin A (gelbes, grünes und rotes Obst und Gemüse), weil es sonst innerhalb weniger Tage zu einer chronischen Zahnfleischentzündung kommen kann.

▶ Mundgewebe wird extrem rasch abgebaut – aber zum Glück auch wieder erneuert. Wichtig ist dafür allerdings eine wertvolle Ernährung, zu der praktisch alle Obst- und Gemüsesorten zählen, außerdem Kartoffeln, Naturreis und Vollkornprodukte. Dies ist besonders wichtig, weil im Zahnfleischbereich hartes und sehr weiches Gewebe aneinandergrenzen, die beide unterschiedliche Nährstoffbedürfnisse haben.

▶ Folsäure (in Soja, Spinat, Brokkoli, Blumen- und Rosenkohl, Salat, Spargel) ist wichtigster Aufbaustoff für das Zahnfleischgewebe.

Über die Autoren

Klaus Oberbeil, Medizinjournalist und Fachautor für Gesundheits- und Ernährungsthemen, ist Spezialist für Molekularbiologie und Genforschung.

Dr. med. Christiane Lentz ist Ärztin und Medizinjournalistin. Als Autorin und Redakteurin ist es ihr Interesse, medizinische Sachverhalte einfach und verständlich darzustellen.

Literatur

Kranz, Brigitte: Früchte – der gesunde Genuss. Südwest Verlag. München 1997

Lentz, Christiane / Klubertanz, Alex: Gesunde Küche – Knoblauch und Zwiebeln. Südwest Verlag. 2. Auflage, München 1998

Rias-Bucher, Barbara: Salzarme Küche. Südwest Verlag. München 1998

Roßmeier, Armin: Das große Buch der leichten Küche. Südwest Verlag. München 1998

Roßmeier, Armin: Fit und gesund durch fettarme Küche. Südwest Verlag. 3. Auflage, München 1998

Oberbeil, Klaus: Die besten Rezepte aus der Essigküche. Südwest Verlag. München 1998

Hinweis

Das vorliegende Buch ist sorgfältig erarbeitet worden. Dennoch erfolgen alle Angaben ohne Gewähr. Weder Autoren noch Verlag können für eventuelle Nachteile oder Schäden, die aus den im Buch gemachten praktischen Hinweisen resultieren, eine Haftung übernehmen.

Bildnachweis

Bavaria-Bildagentur, Gauting: 85 (PRW); IFA-Bilderteam, Taufkirchen: 1 (Reinhard); Transglobe Agency, Hamburg: 4 (W. Seeling); Südwest Verlag, München: 6, 8, 16, 28, 40 (Amos Schliack), 10, 20, 34, 36, 38, 44, 47, 49, 50, 52, 55, 59, 61, 63, 65, 69, 73, 75, 77, 79, 83, 87 (Karl Newedel), 12, 14, 18, 24, 26, 32, 57, 67, 81 (Digital), 42 (Peter Rees), 88 (Christian Kargl); Kerth Ulrich, München: 30; Bilderberg, Hamburg: 101 (Chr. v. Alvensleben); Mauritius, Mittenwald: 113 (Hackenberg)

Impressum

Originalausgabe © MIIM Südwest Verlag, München. Der Südwest Verlag ist ein Unternehmen der Verlagsgruppe Random House GmbH, München.

Copyright © 2005 für die genehmigte Sonderausgabe: Bellavista, ein Imprint der Verlag Karl Müller GmbH, Köln.

Redaktion:
Sidhi Schade
Projektleitung:
Dr. Alex Klubertanz
Redaktionsleitung und medizinische Fachberatung:
Dr. med. Christiane Lentz
Bildredaktion:
Sabine Kestler
Produktion:
Manfred Metzger
Layout:
Wolfgang Lehner

Für diese Ausgabe:
Redaktion:
Martina Rözel
Herstellung:
Tara Tobias Moritzen
Umschlaggestaltung:
Peter Udo Pinzer, Eppstein
Titelbild:
© Newedel, Karl/
www.stockfood.com
Reproduktion:
Jung Medienpartner, Limburg
Druck und Bindung:
EuroGrafica, Marano

Printed in Italy

ISBN 3-8336-0433-6
www.bellavista-verlag.de